药 物 常 识

主　编　涂小云　邹峥嵘　余小辉

副主编　袁　涛　黄运红　余学如

编　者（按姓氏笔画排序）

刘如龙　江西师范大学

余小辉　江西省肿瘤医院

余学如　南昌市第九医院

邹峥嵘　江西师范大学

陈其宾　江西师范大学

袁　涛　江西师范大学

高　洁　江西师范大学

涂小云　江西师范大学

黄运红　江西师范大学

魏婉露　江西康每乐大药房

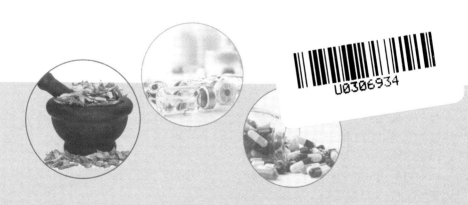

人民卫生出版社

·北京·

图书在版编目（CIP）数据

药物常识/涂小云，邹峥嵘，余小辉主编. —北京：
人民卫生出版社，2022.9
ISBN 978-7-117-33356-6

Ⅰ.①药… Ⅱ.①涂… ②邹… ③余… Ⅲ.①药物学
- 基本知识 Ⅳ.①R9

中国版本图书馆 CIP 数据核字（2022）第 128068 号

| 人卫智网 | www.ipmph.com | 医学教育、学术、考试、健康，购书智慧智能综合服务平台 |
| 人卫官网 | www.pmph.com | 人卫官方资讯发布平台 |

药物常识
Yaowu Changshi

主　　编：涂小云　邹峥嵘　余小辉
出版发行：人民卫生出版社（中继线 010-59780011）
地　　址：北京市朝阳区潘家园南里 19 号
邮　　编：100021
E - mail：pmph @ pmph.com
购书热线：010-59787592　010-59787584　010-65264830
印　　刷：保定市中画美凯印刷有限公司
经　　销：新华书店
开　　本：710×1000　1/16　印张：13
字　　数：227 千字
版　　次：2022 年 9 月第 1 版
印　　次：2022 年 10 月第 1 次印刷
标准书号：ISBN 978-7-117-33356-6
定　　价：49.00 元

打击盗版举报电话：010-59787491　E-mail：WQ @ pmph.com
质量问题联系电话：010-59787234　E-mail：zhiliang @ pmph.com
数字融合服务电话：4001118166　E-mail：zengzhi @ pmph.com

前　言

　　药物是一把双刃剑,既能治病,也能致病,甚至"要命",因此,安全合理用药非常必要。由于人们缺乏药物知识,药物误用、滥用现象屡有发生,给身体带来不必要的伤害。本书的重点在于向大众普及一些药物常识,相信本书的出版将为防止药物误用、滥用,提高合理用药水平做出贡献。

　　本书共分三篇:第一章至第五章为第一篇(通论),主要介绍通过外包装识别药品、读懂药品说明书、合理选用药物剂型、药效影响因素及药物不良反应、合理用药与药物滥用;第六章至第十一章为第二篇(西药),主要介绍各种化学药及生物制剂的适应证、用法用量、不良反应、注意事项等;第十二章至第十五章为第三篇(中药),主要介绍中药的性味、功能与主治及相应中成药的主要成分、功能与主治、用法用量、注意事项等。具体编写分工:陈其宾编写第三章,高洁编写第四章,黄运红编写第七章,刘如龙编写第五章,涂小云编写第一章、第六章、第九章和第十二章,魏婉露编写第十五章,余小辉编写第十章和第十一章,余学如编写第二章和第八章,袁涛编写第十三章,邹峥嵘编写第十四章。

　　本书内容较为丰富,涵盖了常见的化学药、生物制剂以及中药;实用性强,凝练了编者多年教学实践中的总结性内容,包含了编者临床医学和药学服务经验,内容贴近生活实际。本书适用于高校开展药物常识通识教育,亦可作为智慧树在线教育平台药物常识课程的配套教材。

　　本书编写过程中得到了江西师范大学和江西昱仁实业发展有限公司的大力支持,在此表示衷心感谢!由于编者水平有限,不足之处在所难免,敬请读者批评指正。

编　者

2022 年 2 月

目 录

第一篇 | 通 论

第二篇 | 西 药

第三篇 ┃ 中　药

第一篇 通 论

第一章 通过外包装识别药品

药物（drug）是指可以改变或查明机体的生理功能及病理状态，可用于预防、诊断和治疗疾病的物质。现行版《中华人民共和国药品管理法》中，药品是指用于预防、治疗、诊断人的疾病，有目的地调节人的生理机能并规定有适应证或者功能主治、用法和用量的物质，包括中药、化学药和生物制品等。

作为药物，还未制成具体的、能应用于患者的剂型，如药用"硫酸亚铁"是用于治疗缺铁性贫血的药物；作为药品，是已制成具体的、能应用于患者的剂型，如"硫酸亚铁片"是能用于治疗缺铁性贫血的药品。

西方医药传入我国后，出现了西药和中药概念的划分。传统认为，西方医药所使用的药物为西药，我国原来已有的药物称中药。然而，随着我国药学的发展，这两个概念的内涵亦产生了相应的发展和变化。

化学药（chemical medicine）是通过合成或者半合成的方法制得的原料药及其制剂，或从天然物质中提取，或通过发酵方法提取的有效单体及其制剂，以及用拆分或合成等方法制得的已知药物中的光学异构体及其制剂。

中药（Chinese materia medica）是在中医理论指导下应用的药物，包括中药材、中药饮片和中成药等，主要来源于植物、动物和矿物等。其中：①中药材一般指药材原植物、动物和矿物质除去非药用部位的商品药材；②中药饮片系指中药材经过净制、切制或炮炙等任何一种方法处理后，制成的直接用于医疗调配及制剂的中药材炮制品；③中成药（traditional Chinese patent medicines and simple preparations）是在中医药理论指导下，以中草药为原料，经制剂加工制成各种不同剂型的中药制品，包括丸、散、膏、丹等各种传统剂型和片剂、颗粒剂、胶囊剂等现代剂型的一类制剂产品。

第一节 识别药品与非药品

药房（尤其是社会药房）除销售药品外，还销售保健食品、食品或药食两用之物（如香菇等）、化妆用品、消毒用品、医疗器械等。然而，保健食品不能替代药品，药食两用之物作为食品和作为药品的用量亦不同，因此，需掌握相关知识予以区别。

一、药品标识

药品（除中药材、中药饮片外）在外包装和说明书上均标识有"国药准字 + 1 位字母 +8 位数字"，而非药品则没有"国药准字"的标识，也不能标示"国药准字"。

"国药准字 +1 位字母 +8 位数字"中字母和数字的意义如下：

（一）字母及数字的意义

1. 字母 字母包括 H、Z、S、B 等，分别代表化学药品、中成药、生物制品、保健药品。

2. 数字 第 1—2、3—4、5—8 位数字意义各不同。

（1）第 1—2 位数字："10"代表原卫生部批准的文号，如国药准字 H10950117；"19"和"20"代表国家药品监督管理部门批准的文号，如国药准字 H19991083 和国药准字 H20094042；除上述三种情况外，则为省（自治区或直辖市）代码，如国药准字 H36021992 中"36"代表江西，国药准字 Z42020189 中"42"代表湖北等。

（2）第 3—4 位数字：代表年号，如国药准字 H36021992 中"02"代表 2002 年。

（3）第 5—8 位数字：代表年内顺序号，如国药准字 H36021992 中"1992"代表 2002 年第 1992 个批准的文号。

（二）化学药标识

化学药的外包装上标识有"国药准字 H+8 位数字"，如某制药公司生产的林可霉素利多卡因凝胶标识有"国药准字 H44024956"，某制药公司生产的蚓激酶肠溶胶囊标识有"国药准字 H10950117"，某制药公司生产的盐酸左氧氟沙星胶囊标识有"国药准字 H20103012"等。

（三）中成药标识

中成药的外包装上标识有"国药准字 Z+8 位数字"，如某企业生产的感冒灵颗粒标识有"国药准字 Z19983138"，某企业生产的丹皮酚软膏标识有"国药准字 Z20093346"等。

（四）生物制剂标识

生物制剂（biological agent）系指以微生物、细胞、动物或人源组织和体液等为原料，应用传统技术或现代技术制备的用于人类疾病的预防、治疗和诊断的制品。药品外包装上标识有"国药准字 S+8 位数字"。如某企业生产的蜡样芽孢杆菌活菌胶囊标识有"国药准字 S10980014"，某企业生产的枯草杆菌二联活菌颗粒标识有"国药准字 S20020037"等。

（五）保健药品标识

保健药品（health care medicine）是对人体有一定滋补营养、保健康复作用，一般情况下长期服用不会产生害处的药品。药品外包装上标识有"批准文号：国药准字 B+8 位数字"。如某企业生产的复方片仔癀含片标识有"国药准字 B20050066"，某企业生产的金嗓子喉片标识有"国药准字 B20020993"等。

（六）中药饮片标识

有些植物的根、茎、叶、花、果实和种子可以药食两用，如山药、枸杞子、薏苡仁等，但如何从外包装上识别是药用还是食用值得注意。

作为药用的中药饮片标签上应有 4 项标识：

1. 生产许可证号　"省（自治区或直辖市）简称 +8 位数字"，8 位数字中前 4 位数字是年份，后 4 位是年内顺序号。

2. GMP 证书号　GMP（Good Manufacturing Practice）即《药品生产质量管理规范》，格式为"省、自治区或直辖市名称首字母 +8 位数字"。

3. 执行标准　符合《中华人民共和国药典》（简称《中国药典》）或地方标准等。

4. 功能与主治　除上述标识外，还有【功能与主治】项。

如丹参粉　生产许可证号：滇 20162611。GMP 证书号：YN20150013。执行标准：云 YNBZ—0106—2008。【功能与主治】（内容略）。

如麦冬　许可证编号：皖 20160285。执行标准：《中国药典》2020 年版一部。【功能与主治】（内容略）。

（七）其他药品标识

中国香港、澳门和台湾地区生产药品批准文号格式为"国药准字 H（Z、S）C+4 位年号 +4 位顺序号"，如某企业生产的蜜炼川贝枇杷膏标识有"国药准字 ZC20160005"。

境外生产药品批准文号格式为"国药准字 H（Z、S）J+4 位年号 +4 位顺序号"，如某企业生产的地屈孕酮片标识有"国药准字 HJ20170221"。

二、保健食品和食品标识

(一)保健食品标识

保健食品(health care food)是指具有特定保健功能或者以补充维生素、矿物质为目的的食品,适宜于特定人群,具有调节机体功能,不以治疗疾病为目的,并且对人体不产生任何急性、亚急性或者慢性危害。保健食品外包装上有两个特定标识:一是"国食健字 G+8 位数字";二是有蓝色帽子图案,图案下方有"保健食品"字样(图 1-1)。

图 1-1　保健食品标识

(二)食品标识

普通食品外包装上没有"国食健字 G+8 位数字",也没有蓝色帽子图案,也不能有这两个特定标识。但食品外包装上有生产许可证标识,如"生产许可证号:SC+ 一串数字",早期的生产许可证号则为"QS+ 一串数字"。

值得注意的是,产品名称相同,但取得的生产许可证号可能不同,有的是食品生产许可证号,有的可能是保健食品生产许可证号,甚至有的是药品生产许可证号。

三、化妆用品、消毒用品和医疗器械标识

药店或医疗机构有些物品与疾病预防或疾病症状缓解有关,但他们并非药品,而是化妆用品、消毒用品或医疗器械等,这些物品外包装上亦有各自特定标识,注意与药品标识的区分。

(一)化妆用品标识

如某些公司生产的薄荷膏可用于缓解头痛、鼻塞、皮肤瘙痒等症状,其卫生许可证为"× 卫妆准字……"等。

(二)消毒用品标识

某些公司生产的碘伏消毒液可用于皮肤消毒,如医疗机构行肌内注射和静脉注射给药前的皮肤消毒;皮肤轻度摩擦形成开放性伤口的消毒。其卫生许可证号为"× 卫消证字……"。

(三)医疗器械标识

如某些公司生产的痛经贴,可用于缓解女性行经期间痛经,其生产许可证号为"× 食药监械生产许可……"等。

第二节　识别处方药与非处方药

药品分类管理是国际通行的管理办法，是根据药品的安全性、有效性原则，依其品种、规格、适应证、剂量及给药途径等的不同，将药品分为处方药和非处方药。

一、处方药

处方药（prescription drug）是指凭执业医师或执业助理医师处方方可购买、调配和使用的药品。有些药店在处方药柜组标识"RX"。

处方药标识：人们可以从药品外包装的标识来识别处方药。外包装上标识有"国药准字+1位字母+8位数字"，但无"OTC"标识的即为处方药。

处方药特点：

1. 药品的副作用较强或毒性较大（如抗癌药）。
2. 使用不方便，自行使用易出现事故（如注射剂）。
3. 作用对象及适应证不易被患者所掌握（如口服抗生素）。
4. 药品使用后易成瘾（如吗啡类镇痛药及某些催眠药）。
5. 药品作用及用途、用量等不易被患者所掌握（如心脑血管疾病用药）。

二、非处方药

非处方药（nonprescription drug, over the count, OTC）是指由国家药品监督管理部门公布的，不需要凭执业医师或执业助理医师处方，消费者可以自行判断、购买和使用的药品。

非处方药标识：人们可以从药品外包装标识来识别非处方药，外包装上标识有"OTC"的药品为非处方药。非处方药根据其安全性又分为甲类非处方药和乙类非处方药，乙类非处方药较甲类非处方药更为安全。非处方药的标识为椭圆形图案中印"OTC"字样，其中甲类非处方药为红底白字，乙类非处方药为绿底白字（图1-2）。

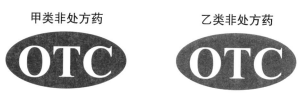

甲类非处方药　　　　　乙类非处方药

图1-2　非处方药标识

5

非处方药特点：使用安全、疗效确切、质量稳定、使用方便、标识清晰等。

三、药品分类管理的意义

1. 有利于保障公众用药安全有效　合理用药能保证患者的安全，获得理想的疗效；不合理用药行为不仅浪费药品资源，还会给患者带来不良反应，还可产生耐药性或耐受性而导致随后的治疗困难。因此，我国把不利于自我药疗的品种（如绝大部分抗生素等）划归为处方药，实行处方制度，在医师监督下使用，确保公众用药安全有效。

2. 有利于提高公众自我保健意识　随着人们物质文化生活水平的提高，自我保健意识也不断增强，"大病去医院，小病去药店"的现象早已呈现，小伤小病患者可以根据自身健康状况和药品说明书自行去药店选购非处方药。

3. 有利于推动医药卫生制度改革　处方药与非处方药分类管理的实施，为公众提供了安全有效、质量可靠、购买和使用都很方便的非处方药；"小病去药店"也为减少医疗费用、合理利用有限的卫生资源、推动医疗保健制度改革起到重大的作用。

4. 有利于促进我国医药行业的发展　我国人口众多，是世界上最有潜力的非处方药大市场，医药企业可以抓住这一有利时机，调整产业结构和产品结构，占领需求量大的非处方药产品市场，就能在激烈的竞争中得到发展和壮大。

四、处方药与非处方药相互转换及双跨品种

(一)处方药与非处方药的转换

处方药与非处方药不是药品本身的属性，而是管理上的界定，非处方药基本上是从处方药转换而来的。

1. 处方药转换为非处方药　非处方药转换是指对上市后药品由企业提出转换申请并按照国家药品监督管理局（NMPA）要求提供相关资料，由 NMPA 组织相关部门进行技术评价，然后将符合 OTC 条件的药品确定为非处方药的过程。

2. 非处方药转换为处方药　非处方药中一些品种根据国家有关法律法规要求，结合实际情况（如新的不良反应较多、较严重等），可被要求转换为处方药，如胃痛宁片、化痔栓及消栓通络制剂（片剂、胶囊剂、颗粒剂）被调出非处方药目录，按处方药管理，同时要求对这些药品说明书进行修订。

（二）双跨品种

有些药品既可以作为处方药又可以作为非处方药，称为双跨品种。

成为双跨品种的原因是这些药有多个适应证，有些适应证适合患者自我判断和自我药疗，在限定适应证、剂量和疗程的前提下，这些药品可以作为非处方药；对于该药其他的适应证，患者难以自我判断、自我药疗，这些药品仍需凭医师的处方方可购买，并在医师指导下才能安全、合理使用，属于处方药。

常见的双跨品种有排毒养颜片、肺宁颗粒、四磨汤口服液、布洛芬混悬液等。

第三节　识别外用药与内服药

零售药店必须按《药品经营质量管理规范》（Good Supply Practice, GSP）将内服药与外用药分开陈列。患者在购买、使用药品时也应区分内服与外用。

一、外用药

外包装上药品通用名的右上方若有红底白字的"外"字或药品说明书中有黑底白字的"外"字（图1-3），这种药为外用药。

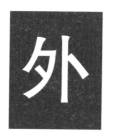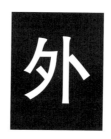

图1-3　外用药标识

二、内服药

除注射剂外，若药品外包装上未标识"外"字则按内服药管理，陈列于内服药架或内服药柜，包括吸入型气雾剂，口腔和咽喉用的一些散剂、喷雾剂等。

三、外用与内服两用药

有些外用与内服两用药在【用法用量】项下标识有外用与内服两种方法，如康复新液等。

思考题：

1. 在"国药准字 +1 位字母 +8 位数字"中

（1）字母 H、Z、S、J 各自的含义是什么？

（2）8 位数字的第 1—2、第 3—4 和第 5—8 位数字各自的含义是什么？

2. 如何识别处方药和非处方药、内服药和外用药？

第二章 | 读懂药品说明书

一、药品说明书的重要性

药品说明书是医务人员及患者安全、合理使用药品的依据，是药品知识宣传的媒介，具有法律意义。

1. 药品说明书是提供药品重要信息的法定文件。药品说明书是药品生产企业提供的，包含药学、药理学、药代动力学、毒理学、临床试验等有关药品安全性、有效性的重要科学数据、结论等信息，药品生产企业对药品说明书的内容负有法律责任。

作为法定文件，按照国家相关药品标准（如《中国药典》)生产的药品，不同生产企业所提供的药品说明书内容应统一，便于指导人们安全用药。药品生产企业应当主动跟踪药品上市后的安全性、有效性相关报道，根据收集的信息，决定是否需要对药品说明书进行修改，若需修改，则应当及时提出申请，进行修改。国家药品监督管理局也可以根据药品不良反应监测、药品再评价结果等信息，要求药品生产企业修改药品说明书。

2. 药品说明书是医务人员服务患者时选药用药的主要依据。药品说明书给医师合理用药提供了有效参考，是医师安全、合理用药的技术性文件，医师应当严格遵守药品说明书使用药品。

药品说明书是药师审核医师处方时，评价医师处方用药合理性的参考依据。药师只有在熟悉药品说明书情况下，才能做好合理用药监控工作，防止不合理用药或超说明书用药事件的发生，维护患者用药安全；才能更好地指导患者安全、合理选用非处方药。

药品说明书是护师执行医嘱、正确配制药品、安全使用药品的重要依据。

3. 药品说明书是药品知识宣传的主要媒介。药品说明书内容广泛，其中适应证等部分内容可为药品生产、供应部门宣传介绍药品特性；适应证、不良反应、药物相互作用、禁忌证等内容可被归纳、加工，并用通俗易懂语言表达之后，形成可普及的医药知识，指导公众安全、合理用药。

4. 药品说明书是患者正确用药的准绳。在没有医师或药师指导时，患者或家属用药之前，应当仔细地阅读药品说明书，认真了解药品的适应证、用法用量、不良反应、禁忌证等；同时使用两种以上药物时，还应了解药物相互作用等，否则容易出现药物误用、剂量误用等，给患者带来难以预测的药害事件。

二、药品名称

化学药的【药品名称】项下一般包括通用名称、英文名称和汉语拼音三项，有的还有商品名称；中成药的【药品名称】项下一般包括通用名称和汉语拼音两项。

1. 通用名称　即国际非专利名称，在全世界都可通用的名称，如阿司匹林等。中国药品通用名称是由国家药典委员会按照《药品通用名称命名原则》组织制定并报药品监督管理局备案的药品的中文法定名称。通用名称具有强制性、约束性和专业性强等特点，有的通用名称读起来拗口、记起来较难，如复方氨酚烷胺胶囊；一种药只有一个通用名称，若通用名称相同，则两者药品成分相同，作用和用途相同（双跨品种除外）。

患者清楚药品的通用名称可避免重复用药。

2. 商品名称　又称商标名，是药品生产企业自己确定并通过注册受法律保护，并经药品监督管理部门核准的专有药品名称，其他企业不得仿用。商品名称的特点包括：易于熟记等，如复方氨酚烷胺胶囊有多个商品名称；商品名称相同，可能代表不同药或同一种药的不同剂型，如某企业生产的系列滴眼液（复方硫酸软骨素滴眼液、氯化钠滴眼液、萘敏维滴眼液等），某企业生产的止痛药双氯芬酸钠缓释片、双氯芬酸钠肠溶片和双氯芬酸钠二乙胺乳胶剂等。

三、成分

药品说明书中记载的成分包括两大类：药物成分和辅料。在购药和用药之前，患者至少应知晓三个"是否"：是否有过敏成分，与他药合用时是否有重复成分，是否有不适合自身疾病的成分（如辅料中的蔗糖不适合糖尿病患者等）。

四、性状

对比药品实物与说明书中描述的性状，可初步判断药品真伪、变质与否。①药品实物的色泽与说明书中描述的不一致，表明药品可能已经变质变色，或是假药；②颗粒状或粉末状的药品若发生粘连或结块等，表明药品可能变质；③药品实物的气味与说明书中描述的不一致，表明药品可能已经变质，或是假药。

五、适应证或功能与主治

适应证或功能与主治指药品适用于治疗哪些疾病，通俗地讲是告诉我们该药品可以用来"做什么"，在治疗哪种疾病，或改善哪些功能，或缓解哪些症状方面具有"特长"，因此一定要注意药品说明书的适应证，尤其是非处方药，应严格按照说明书中的适应证使用，避免错用、误用，造成不良后果。

随着医学研究的深入和发展，出现超说明书用药或老药新用现象，但患者不可擅自超说明书用药，应在医师或药师指导下用药。

六、规格或包装

(一)规格

1. 液体制剂 液体制剂规格一般是每瓶或每支装多少毫升，如小儿止咳糖浆(100ml/瓶)、双黄连口服液(10ml/支，10支/盒)等；也可以是多少毫升相当于(或含)主药多少克(毫克)，如布洛芬混悬液30ml：0.6g。

2. 半固体制剂 如软膏或乳膏等规格一般是每支多少克(含药物多少克或毫克)，如红霉素软膏1%(每支15g含红霉素0.15g)，丁酸氢化可的松乳膏0.1%(20g：20mg)，复方片仔癀软膏每支装10g。

3. 固体制剂

(1)颗粒剂：颗粒剂规格一般是每袋装多少克，如午时茶颗粒、板蓝根颗粒、地衣芽孢杆菌活菌颗粒[每袋0.25g(2.5亿活菌)]等。

(2)丸剂：丸剂规格一般是多少丸相当于中药饮片多少克(六味地黄丸每8丸相当于饮片3g或重1.44g)。

(3)片剂：片剂规格有的是指单片重，如健胃消食片每片重0.8g；有的是指每片含主药量，如硝苯地平控释片规格是"30mg"，是指每片含硝苯地平30mg。

(4)胶囊剂：胶囊剂规格一般指每粒含主药量，如氯雷他定胶囊每粒含氯雷他定10mg，复方氨酚烷胺胶囊的规格是"复方"(每粒含对乙酰氨基酚250mg，盐酸金刚烷胺100mg，马来酸氯苯那敏2mg，人工牛黄10mg，咖啡因15mg)。

(二)包装

药品包装因制剂、生产厂家等不同而异，如穿心莲片包装标识为"10片×3板/盒"，萘敏维滴眼液包装标识为"塑料瓶装，每支15ml"等。

药品的规格及包装与药品购买的数量和使用的数量密切相关：

1. 在购药前 弄清药品的规格或包装，结合所需疗程，才可以确定需要购买药品的数量。如阿莫西林胶囊，其规格是"0.25g/粒"，包装是"10粒/盒"，若医嘱，0.5g/次，一日3次，共服用3日，则需要购买2盒（即20粒），用法用量为2粒/次，一日3次，共服3日。

2. 在服药前 有时需要根据主药含量换算成服药的粒数或片数，或体积数。如酒石酸美托洛尔片，其规格是"25mg/片"，医嘱是12.5mg/次，一日2次，其中12.5mg是25mg的一半，即一次服用半片，一日服用两次（早晚各服一次）。再如布洛芬混悬液规格是"100ml：2g"，即"100ml=2g"，当需要服用0.2g布洛芬时，服10ml混悬液即可。

七、用法用量

（一）用法

1. 服药用水 口服固体制剂大多需用100～150ml温开水送服，但有些药送服时宜用少量水，如蒙脱石散（50ml水/次）等；有些用水宜多些，如四环素片、诺氟沙星胶囊和复方磺胺甲噁唑片（200ml水/次）等。应注意，服药时一般应用温开水送服而不能直接干吞，因干吞可能刺激食管，甚至导致食管炎；干吞后药物在胃内崩解慢，生效亦慢。一般也不宜用茶水、酒水、汤水、果汁等送服，因其中的成分复杂，影响疗效；但活血止痛胶囊（包括片剂）、乌鸡白凤丸等可以用温黄酒送服。

2. 服药时间 给药间隔时间对于维持稳定的血药浓度至关重要，如不按照规定的间隔时间用药，可使血药浓度发生很大波动，过高可发生毒性反应，过低时则无效，抗菌药血药浓度过低不仅达不到疗效，还可使细菌产生耐药性。

一日1次一般是指每天在相对固定的时间服药1次，如抗高血压药每日早上服用；一日2次一般是指每天早晚各1次（尽量间隔12小时）；一日3次一般是指间隔8小时服药1次，如早上6：00、下午2：00、晚上10：00各服1次；一日4次一般是指间隔6小时服药1次。

考虑到药物的作用效果或不良反应，在说明书中一般会用专业术语表述服药方法和时间，如"顿服"是指将一天的用药量一次服下；"空腹"是指清晨或饭前1小时或饭后2小时服用；"饭前"指进餐前0.5小时，"饭后"一般指进餐后0.5小时；"睡前"是指临睡前0.5小时至睡前1小时服用；说明书没有明确指出服用时间，只注明"口服"，一般指饭后0.5小时。另外，有些药物则在需要时服用，如解热镇痛药、急救药等。

（1）宜在早晨服用的药：如人体血压在上午6—10点最高，抗高血压药（包括利尿药）需要在早晨服用，以控制血压高峰。但有的中枢性抗高血压药如可乐定等具有首剂现象，应在睡前服用较妥。

（2）宜在睡前服用的药：睡前服用催眠药有助于睡眠；睡前服用抗过敏药有助于减轻患者次日嗜睡、困乏和注意力不集中等不良反应；睡前服用驱虫药，有助于药物与虫体充分接触而提高驱虫效果。

（3）宜在餐前服用的药：餐前服用胃黏膜保护剂有助于药物充分附着在胃壁上，形成一层保护膜，有效发挥药物的作用；助消化药、促胃肠动力药等也宜餐前服用，有助于消化；对胃无刺激性的抗菌药也应餐前服用，避免食物的影响，以提高血药浓度，有助于提高抗菌效果。

（4）宜在饭后服用的药：对胃有刺激性的药物，如非甾体抗炎药阿司匹林、布洛芬等应在餐后服用，有助于减轻对胃肠道的刺激。伊曲康唑在餐后立即服用，则吸收效果更好。

（5）宜在餐中服用的药：餐中服用或者随餐服用，是指在吃饭时服用。

1）一些对胃有刺激性的药物：对胃有刺激性的药物多餐后服用，但有些需餐中服用，如克拉霉素缓释片在餐中服用有助于减轻胃肠道不良反应（如恶心、呕吐）等，但不能压碎或咀嚼克拉霉素缓释片；其他对胃肠道有刺激的药物，如治疗骨关节炎的氨基葡萄糖胶囊、治疗帕金森病的司来吉兰和甲磺酸溴隐亭，也需要在餐中服用。

2）一些降血糖药：如二甲双胍、阿卡波糖、伏格列波糖、格列美脲等也需餐中服用。阿卡波糖和伏格列波糖只有与淀粉类食物同时服用才能发挥降血糖作用，所以特别指定需要在吃第一口饭的时候服用；格列美脲可选择在早餐前或早餐中服用，服药后必须进食，否则有低血糖的风险；餐中服用二甲双胍可以减轻胃肠道不良反应。

3）一些治疗肥胖的药物：如奥利司他，可以抑制肠道吸收食物中的脂肪，因此要在进餐时服用以发挥作用。

4）一些抗真菌药：如灰黄霉素与高脂肪食物同服，能促进吸收，增强药效，同时也能减轻胃肠道不良反应。

5）少数胆结石治疗药：如熊去氧胆酸应于早晚进餐时服用，可减少胆汁中胆固醇的分泌，有利于结石中胆固醇的溶解。

（二）用量

药品说明书上的用量大多为成人剂量，老年人和小儿需要调整剂量。

1. 老年人　60岁及以上老年人因肝肾功能减退，通常用成人剂量的3/4；

或按年龄粗略计算,60～80 岁老年人用量为成人的 1/2～4/5,80 岁以上老年人为成人用量的 1/2。

2. 小儿 小儿用药应优先选择小儿用剂型或专属用药;有些情况下可根据成人剂量按小儿年龄、体重或体表面积计算用量,须注意肠溶制剂、缓释和控释制剂等一般不能掰开使用。

(1)年龄计算法:此法简便但粗略,只适宜一般药物,见表 2-1。

表 2-1 月(年)龄与用量

月(年)龄	用量	月(年)龄	用量
初生～1 月龄	成人用量的 1/18～1/14	2～4 岁	成人用量的 1/4～1/3
1～6 月龄	成人用量的 1/14～1/7	4～6 岁	成人用量的 1/3～2/5
6 月龄～1 岁	成人用量的 1/7～1/5	6～9 岁	成人用量的 2/5～1/2
1～2 岁	成人用量的 1/5～1/4	9～12 岁	成人用量的 1/2～2/3

(2)体重计算法:此法较准确。先估计体重,再根据说明书中每公斤体重用量计算。

1)6 月龄以下小儿:估计体重(kg)= 月龄 ×0.6+3。

2)6～12 月龄小儿:估计体重(kg)= 月龄 ×0.5+3。

3)1 周岁以上儿童:估计体重(kg)= 年龄 ×2+8。

(3)面积计算法:此法合理,适合各年龄段用量的计算,但较为烦琐。

1)体重 30kg 以下小儿:体表面积 = 体重 ×0.035+0.1。

2)体重 30kg 以上小儿:其体表面积可按体重每增加 5kg 体表面积增加 0.1m² 计算。可按式(2-1)计算。其中 1.7 为 70kg 成人的体表面积。

小儿用量 = 成人用量 × 小儿体表面积 /1.7　　　　　　式(2-1)

八、禁忌、禁用、忌用及慎用

1. 禁忌 一是指某类(或某种)疾病禁用某类(或某种)药物或食物,二是指某类(或某种)药物禁用于某类(或某种)疾病或患者。前者如风热感冒禁用"风寒感冒颗粒"和禁食辛辣食物,后者包括"禁用"和"忌用"等。

2. 禁用 是指禁止使用。某些患者如使用该药物会发生严重不良反应或中毒。如普萘洛尔禁用于心动过缓、心力衰竭等患者,阿托品禁用于青光眼患者,青霉素类药物禁用于青霉素过敏患者,吗啡因中枢抑制作用而禁用于休克、昏迷或有严重肺部疾病患者,阿司匹林禁用于胃溃疡患者。

3. 忌用 是指不适宜使用或应避免使用,提醒患者服用此类药物可能出现明显的不良反应。如右美沙芬为中枢性镇咳药,咳嗽痰多者忌用,否则加重病情;确需使用,则应配伍化痰药,如右美沙芬愈创甘油醚糖浆。

4. 慎用 是指该药可以谨慎使用,但患者用药期间须密切观察,一旦出现不良反应立即停药。需要谨慎用药的人群包括孕妇和哺乳期妇女、婴幼儿、儿童、老年人及肝肾心功能不全者,如肾功能不全者慎用巴比妥类催眠药(如苯巴比妥东莨菪碱)。

因此,购药或用药前须仔细阅读药品说明书,或遵医嘱。

九、注意事项

药品说明书中的注意事项对用药安全起到非常重要的提示作用,主要包括以下几个方面的提示:

1. 与不良反应相关的提示 药品说明书会提示用药者在服药期间可能会发生哪些问题、发生这些问题可以采取哪些措施解救、如何避免这些问题的发生等内容。如抗感冒药复方氨酚烷胺胶囊说明书中的注意事项之一"服药期间不得驾驶机、车、船,不得从事高空作业、机械作业及操作精密仪器",因此复方制剂中含马来酸氯苯那敏有致人困倦、嗜睡、头痛、眩晕等不良反应。

2. 与检查或后续治疗相关的提示 药品说明书会提示服药对实验室检查或自我检测会有哪些影响,以及对后续治疗等的影响。如抗菌药头孢克肟胶囊注意事项之一提及"……进行尿糖检查,有假阳性出现的可能性,应予以注意";再如解热镇痛抗血小板聚集药阿司匹林肠溶片的注意事项之一"术前使用阿司匹林肠溶片请告知医生"。

3. 与生活习惯相关的提示 很多清热解毒中成药(如复方金银花颗粒)会注明"忌烟、酒及辛辣、生冷、油腻食物",用于皮肤瘙痒的中成药(如湿毒清片)会注明"忌烟酒、辛辣、油腻及腥发食物"等;再如人工牛黄甲硝唑胶囊注意事项之一"用药期间不应饮用含有酒精的饮料,因可引起体内乙醛蓄积,干扰乙醇的氧化过程,导致双硫仑样反应,患者可能出现腹部痉挛、恶心、呕吐、头痛、面部潮红等"。

4. 与特殊人群相关的提示 如肝肾功能异常的患者应定期监测肝功能或肾功能指标,老年人应适当减量,或者应放在儿童不易拿到的地方等提示。如阿奇霉素胶囊注意事项之一"由于阿奇霉素主要经肝脏清除,故肝功能不全的患者应慎用阿奇霉素……"。

十、特殊人群用药

特殊人群是指新生儿、婴幼儿、儿童、孕妇、哺乳期妇女、老年人以及肝肾功能不全者,在本书中特殊人群还包括运动员和驾驶员。

(一)孕妇及哺乳期妇女

有些药物可能会对胎儿、幼儿产生危害,一般药品说明书会在孕妇及哺乳期妇女用药一栏标注该药是禁用、不宜使用或慎用,或不推荐使用。

药品说明书一般会说明药物是否经乳汁分泌,如服用的药物会经乳汁分泌,可能需要暂停哺乳。

(二)婴幼儿和儿童

婴幼儿和儿童处在生长发育时期,新陈代谢旺盛,吸收和排泄都比较快,但内分泌系统和各脏器又发育不全,肝脏解毒、肾脏排泄、血脑屏障作用都不健全,皮肤角化层薄,故优先选用适宜儿童的剂型,如颗粒剂、口服溶液、混悬剂等,且用量宜少,间隔时间应长,用药不宜过久,否则易发生中毒。有些药品说明书标识了未成年人禁用,如林可霉素利多卡因凝胶(1月龄以下的婴儿禁用)、四环素片(8岁以下的儿童禁用)、诺氟沙星胶囊和盐酸左氧氟沙星片(18岁以下的患者禁用)等,应严格遵守。

(三)老年人

老年人的肝肾功能和其他生理功能处于衰退状态,服用成人剂量可能会引起药物的蓄积中毒;年老多病,存在多种药物同用的情况,导致药物相互作用,因此老年人应注意根据说明书调整用药剂量,一般为成人用量的 $1/2\sim3/4$,并定期前往医院门诊诊查。

(四)肝功能不全患者

肝功能不全患者应避免使用或慎用具有肝毒性,或主要在肝内代谢、经肝胆系统排泄、血药浓度显著增高的药物,且注意剂量的个体化,定期检查肝功能。这包括部分抗菌药如四环素类、红霉素酯化物、氯霉素类、利福平、两性霉素 B 等;还包括可诱发肝性昏迷的药物,如镇静药苯巴比妥酸盐类,激素类药地塞米松、苯丙酸诺龙,利尿药呋塞米、依他尼酸,抗凝血药双香豆素类等。

此外,有许多中草药可致肝细胞损害,如密陀僧、川楝子、苍耳子、绵马贯众等,这些中药不宜与有肝损害的化学药合用。

(五)肾功能不全患者

患者肾功能不全时,具有肾毒性的药物则需要尽量避免使用,如氨基糖苷类、四环素类、磺胺类等;多数药物需要调整剂量,可采用减量法或延长间隔时间法,但应监测血药浓度,确保有效浓度。

(六)运动员

1. 兴奋剂概念 兴奋剂是指那些刺激人体中枢神经系统,使人产生兴奋从而提高人体生理功能状态的药物,在临床上对特定的病症有一定的治疗作用;在体育界泛指可作用于人体生理功能,有助于提高运动员成绩的药物,包括有助于提高运动能力的物质或手段,亦称禁用物质。兴奋剂可以提高体育运动的成绩,但极大地损害了体育运动比赛诚信、公平、公正的竞争原则,也给使用者特别是青少年的身心健康带来巨大的危害。

2. 兴奋剂种类 禁用物质包括七类159种:蛋白同化制剂(又称合成类固醇)、肽类激素、精神药品(又称刺激剂)、麻醉药品(又称麻醉剂)、医疗用毒性药品、药品类易制毒化学品和利尿药。

这些禁用物质中,有些是运动员在任何时候任何项目都禁止使用的,有些是比赛阶段禁止使用的,有些是特殊项目禁止使用的。为了避免运动员误服含兴奋剂物质的药品,运动员在就诊或购药时应向医生或药店营业员说明其运动员身份。

(1)蛋白同化制剂:可以促进肌肉增生,提高动作力度。滥用可致严重的肝肾损害、头痛、高血压、心脏病、前列腺肥大、性欲减退、过度的攻击行为;对女性则可致月经不调、闭经、女性男性化;对青少年可致长骨骨骺过早闭合,从而身材矮小,甚至成为侏儒。

(2)肽类激素(胰岛素除外):能促进人体的生长发育,用于治疗侏儒症。大量摄入可引起心血管疾病、糖尿病,并带来感染致命疾病(如艾滋病)的高度风险。

(3)精神药品:作用于中枢神经系统,能产生兴奋或抑制作用,具有成瘾的可能性。不合理使用会导致慢性中毒,甚至改变性格。

(4)麻醉药品:对中枢神经有麻醉作用,连续使用、滥用或者不合理使用易产生生理依赖性和精神依赖性。

(5)医疗用毒性药品:毒性剧烈,治疗剂量与中毒剂量相近,使用不当能导致中毒甚至死亡。

(6)易制毒化学品:可用于制造海洛因、可卡因、冰毒、摇头丸等毒品的兴奋剂化学原料,如伪麻黄碱。

(7)利尿药:在体育运动中,有些按体重级别参赛的运动员通过利尿药减少血容量,从而快速减轻体重,以参加较小级别的比赛;在兴奋剂检查时利用快速排尿遮蔽尿中的违禁物质。滥用会严重影响肾脏代谢,造成低血钾、脂肪代谢紊乱、糖代谢紊乱、肌肉坏死、耳聋、心脏衰竭。

(七)驾驶员

有些药物易使人嗜睡、困倦；还有的药物影响视觉、听觉等，驾驶员应禁用或慎用等，分述如下。

1. 催眠药　如巴比妥类、苯二氮䓬类等镇静催眠药，当晚服用能使人安睡，但次日有些人会有头晕目眩、乏力嗜睡、肌无力、直立性低血压和反应迟钝等不良反应，有些人则有视力模糊等不良反应。

2. 抗精神病药　吩噻嗪类如氯丙嗪和氯氮平等抗精神病药有视物不清、嗜睡、乏力等不良反应。

3. 抗组胺药　如异丙嗪、氯苯那敏、赛庚啶、氯雷他定等，因其对中枢神经系统有不同程度的抑制作用，故常有嗜睡、眩晕、头痛乏力、震颤、耳鸣和幻觉等不良反应。多数抗感冒药含有抗组胺药，故驾驶员在使用抗感冒药时应注意药品说明书中标示的成分及不良反应。

4. 抗焦虑药　如丙米嗪、多塞平等，常伴有疲乏嗜睡、视野不清、肌肉震颤、反应迟钝和直立性低血压等不良反应。

5. 抗高血压药　如利血平、可乐定、硝普钠、哌唑嗪和甲基多巴等，不利于驾驶员的不良反应较多，如心悸、心绞痛和直立性低血压等，头痛、眩晕和嗜睡等，视力模糊、手指颤抖和疲劳乏力等。利尿药则可能使驾驶员尿多或尿频，不利于驾驶。

6. 某些抗生素　长期使用氨基糖苷类抗生素(如链霉素、庆大霉素、卡那霉素和新霉素等)，因毒害听神经，可出现头痛、耳鸣、耳聋、视物不清、颤抖和直立性低血压等不良反应。

7. 抗心律失常药　如奎尼丁、美西律和普萘洛尔等，常伴有头痛、眼花、耳鸣和低血压等不良反应，且有反应迟钝的副作用，对复杂的交通路况、交通事变不能当机立断，易致车祸。

8. 抗心绞痛药　如硝酸甘油、普萘洛尔、硝酸异山梨酯、硝苯地平等，因血管扩张作用而有搏动性头痛和手握不稳等不良反应，还有眼压和颅内压升高所致的视力不清、头眩乏力等副作用，甚至出现短暂的昏厥。

9. 解痉药和镇痛药

(1)阿托品类生物碱：阿托品可使睫状肌调节麻痹，导致驾驶员视近物模糊，且可持续 1 周；东莨菪碱可扩瞳，持续 3~5 天，造成视物模糊；其他如山莨菪碱及后马托品等，其副作用为视物模糊和心悸，过量则出现焦躁、幻觉等。

（2）非甾体镇痛药：双氯芬酸钠服用后出现眩晕、呕吐，极个别会出现感觉或视觉障碍、耳鸣等；布洛芬和吲哚美辛可出现视力模糊、耳鸣、色视等。

10. 驱肠虫药 枸橼酸哌嗪、甲苯咪唑和阿苯达唑等口服若同时进食大量油腻食品，可使药物大量吸收，出现眩晕、头痛、胡思乱想、精神紊乱，过量易诱发黄视、绿视等色觉变化，使驾驶员辨认不清红绿灯，出现幻觉等。

11. 镇咳药 包括中枢性镇咳药和外周性镇咳药，前者（如可待因）直接作用于中枢神经系统，可引起头晕、幻觉等不良反应；后者（如那可丁）可引起嗜睡、头晕等。

12. 避孕药 长期服用可以使视网膜血管发生异常，出现复视、对光敏感、疲乏，引起定向障碍，左右不分。

13. 抑酸药 质子泵抑制剂如奥美拉唑、兰索拉唑等，会引起服药者嗜睡、疲乏；H_2 受体拮抗剂如西咪替丁、雷尼替丁和法莫替丁等会引起幻觉、定向障碍。

14. 降血糖药 降血糖药易致低血糖，引起心悸、头晕、多汗、虚脱等症状，影响驾驶安全。

15. 中药或中成药 主要是养心安神的中药或中成药可能会影响驾驶员的驾驶状态。

事实上，上述药物不仅会影响驾驶员的驾驶行为，还可能会影响操纵精密仪器、从事高空作业等人员行为，带来安全隐患；也可能影响参加考试人员的正常发挥。因此，驾驶员、操纵精密仪器人员、从事高空作业人员、参加考试人员在看病或购药时应主动表明身份。

十一、药物相互作用

1. 药物相互作用概念 药物相互作用（drug interaction，DI）是指患者同时或在一定时间内先后服用两种或两种以上药物后所产生的复合效应。这种复合效应主要包括有益的（作用加强和／或毒性减少）和有害的（作用减弱和／或毒性增加）两个方面。联合用药应尽量做到有益，避免有害；一人多病时选药和服药应遵医嘱或仔细阅读药品说明书中"药物相互作用"项。

2. 药物相互作用有益的方面 有些药物合用可增加药物的作用效果。如抗结核病的"三联"（注射用链霉素＋异烟肼片＋利福平胶囊）或"四联"（注射用链霉素＋异烟肼片＋利福平胶囊＋吡嗪酰胺片）是利用药物作用机制的不同而达到协同作用，增加疗效，减少药量，降低药物不良反应；再如幽门螺杆菌阳性患者"四联"用药（胶体果胶铋胶囊＋奥美拉唑肠溶胶囊＋克拉霉素胶囊＋阿莫西林胶囊）或其他"四联"用药等也是利用药物作用机制的不同而达到协同作用,增加疗效。

3. 药物相互作用有害的方面 盲目自行选购、服用非处方药容易发生有害的药物相互作用。有些药物合用会产生药理性拮抗作用,如利尿药氢氯噻嗪有升血糖作用,降血糖药格列本脲有降血糖作用,两药合用会使后者降血糖作用减弱;再如感冒发热患者自行选购、服用复方氨酚烷胺胶囊(抗感冒药)＋布洛芬缓释胶囊(解热镇痛药),看似合理,实则存在重复用药行为。

中西药配伍不当也容易发生有害的药物相互作用,含有钙、镁、铁离子的中成药(如牛黄解毒片等),不宜与四环素类或喹诺酮类西药同用,否则会形成一种既难溶解又难吸收的化合物,降低彼此的药效。再如含有麻黄的中成药,因麻黄碱可提高心脏收缩力,若与西药中的地高辛、洋地黄等同时服用,药效协同增强,可引发心律失常等不良反应;含麻黄的中成药还可兴奋中枢,降低镇静催眠药的疗效。其他如甘草或鹿茸因含有糖皮质激素样物质,会使血糖上升,影响降血糖药的效果;金银花、连翘、黄芩、鱼腥草等均有抗菌作用,这些中药亦可降低益生菌(如枯草芽孢杆菌活菌制剂、地衣芽孢杆菌活菌制剂)的功效等。

药品说明书中"不良反应"项在第四章第二节进行介绍,其他项则不予介绍。

思考题:

1. 尿路感染治疗方案:0.5g/次,一日1次,连服10日。请比较下列两种不同规格的左氧氟沙星片费用。

规格一:0.5g/片,6片/板,2板/盒,价格为36元/盒。

规格二:0.1g/片,6片/板,4板/盒,价格为24元/盒。

2. 某患者每次需口服0.2g布洛芬,则下列3种规格的药品各需服用多少毫升?

规格一:100ml∶2g。

规格二:30ml∶0.6g。

规格三:15ml∶0.6g。

3. 非处方药安全,购买和使用时不需要药品说明书,这种观点是否正确?

第三章

合理选用药物剂型

药物剂型(简称剂型)是根据疾病的诊断、治疗或预防的需要,将药物制备成适合于患者用药的各种给药形式,如常见的片剂、胶囊剂、颗粒剂、散剂、注射剂、软膏剂等。各剂型中的具体药品制剂品种称为药物制剂(简称制剂),如红霉素可以制成红霉素片、红霉素肠溶片、红霉素软膏和红霉素眼膏等,氧氟沙星可以制成氧氟沙星注射液、氧氟沙星滴眼液、氧氟沙星滴耳液、氧氟沙星片、氧氟沙星凝胶、氧氟沙星栓、氧氟沙星眼用凝胶等。剂型对药物药效的发挥具有重要作用,它具有控制药物的稳定性、改变药物的作用性质、调控药物的作用速度和药效、降低或消除药物的毒副作用、靶向输送药物等功能。

一、药物剂型分类

药物剂型分类方法较多,如按给药途径分类、按分散系统分类、按形态分类等。其中按形态分类较常见,可分为固体、半固体、液体和气体剂型。

1. 固体剂型　常见的固体剂型有片剂、胶囊剂、颗粒剂、散剂、丸剂、贴剂、栓剂等。与其他剂型相比,固体剂型具有理化性质稳定、服用携带方便、制备成本较低等特点。固体剂型须经溶解后通过生物膜吸收进入血液循环,因此,固体剂型通常起效较慢。

2. 半固体剂型　常见的半固体剂型有软膏剂、硬膏剂、乳膏剂、眼膏剂、凝胶剂、膜剂等。此类剂型广泛应用于皮肤和外科,特点是能在较长时间内紧贴、黏附或铺展在用药部位,主要用于局部疾病的治疗,如抗感染、消毒、止痒、止痛或麻醉等。

3. 液体剂型　液体剂型可供注射、外用和口服等,常见的口服液体剂型包括糖浆剂、溶液剂、混悬剂和乳剂等,常见的外用液体剂型有滴眼剂、滴耳剂、搽剂、洗剂、酊剂等。液体剂型具有易分剂量等优点,外用和口服还具有使用方便等特点;但液体剂型通常携带不方便,有些液体制剂性质不稳定,需低温保存,如乙肝疫苗注射液需在2~8℃保存。

4. 气体剂型 药物溶液、乳状液或混悬液借助于抛射剂或手动泵或高压气体等动力而呈雾状物释出的气溶胶状剂型,包括气雾剂和喷雾剂。气体剂型具有使用方便、定位准确、起效较快、性质稳定等优点,但生产成本较高。

二、药物剂型选择方法

同一种药物或同一类药物可以根据需要制成各具特点的不同剂型,从而获得性质不同、使用部位和方法不同、药效各异的药物制剂,因此,药物剂型的选择对于患者疾病治疗的效果和周期至关重要。本着安全、有效、合理和适当的原则,患者应在医师和药师的指导下,依据药物性质、医疗需要、个体差异等选择具体的药物剂型和制剂。

1. 依据药物性质选择剂型 在胃肠道消化系统内易被破坏(如胰岛素等蛋白质类制剂)的药物,应选择注射剂;有严重的肝脏首过效应(如硝酸甘油)的药物,应选择注射剂、舌下片、喷雾剂或贴片;对胃刺激性较大(如红霉素)的药物,应选择注射剂、肠溶片、缓释胶囊或其他外用剂型。

2. 根据医疗需要选择剂型 对于急症患者应选择起效快的剂型,如注射剂、气雾剂或舌下含片等;对于需要持久疗效的患者可选择缓释制剂或控释制剂等。

3. 根据用药对象选择剂型 儿童患者选择口服液或口服溶液、颗粒剂、混悬剂、滴剂、泡腾片较为适宜;老年患者,尤其是慢性疾病患者可以选择缓释制剂或控释制剂等,以减少服药次数。

第一节 固 体 剂 型

一、片剂

片剂系指原料药物或与适宜的辅料制成的圆形或异形的片状固体制剂,可供口服和外用,是目前最常见、应用最广泛的剂型。

1. 片剂特点 ①药物含量差异较小,剂量准确;②为干燥固体,且某些易氧化变质及易潮解的药物可借包衣加以保护,光线、空气、水分等对其影响较小,质量较液体剂型稳定;③服用、携带、运输、贮存较方便;④生产时机械化程度高、产量大、成本低等。

2. 常见片剂 以口服普通片(包括包衣片剂和薄膜衣片剂等)为主,另有口含片、舌下片、口腔贴片、咀嚼片、分散片、泡腾片、缓释片、控释片、肠溶片、植入片等。

(1)口含片:系指含于口腔内缓慢溶解而不吞下的片剂,多用于口腔及咽喉疾患,如复方草珊瑚含片、西瓜霜含片等。

(2)舌下片:系指置于舌下能迅速溶化,药物经舌下黏膜吸收发挥全身作用的片剂。舌下片的药物与辅料应是易溶性的,主要适用于急症的治疗,如硝酸甘油舌下片和硝酸异山梨酯舌下片等,通过舌下丰富的毛细血管吸收,起效更快,可有效避免药物对胃肠道的刺激以及肝脏首过效应。

(3)口腔贴片:系指粘贴于口腔,经黏膜吸收后起局部或全身作用的片剂,如醋酸地塞米松粘贴片和甲硝唑口腔粘贴片等。

(4)咀嚼片:系指于口腔中咀嚼后吞服的片剂,如碳酸钙 D_3 咀嚼片和铝碳酸镁咀嚼片等,适用于儿童或吞咽困难患者。

(5)分散片:系指在水中能迅速崩解并均匀分散成混悬液的片剂,如阿奇霉素分散片和罗红霉素分散片等,与普通片剂相比起效更快、生物利用度更高。服用前,将分散片溶解于适量温开水中,适用于儿童和老年患者。

(6)泡腾片:系指含有碳酸氢钠等崩解剂,遇水可以产生气体而呈泡腾状的片剂,如维生素 C 泡腾片和甲硝唑阴道泡腾片等。维生素 C 泡腾片具有口感佳等优点,所产生的泡沫也增加了趣味性,儿童服药依从性好;阴道泡腾片所产生的泡沫易于到达病变部位,增加药物与病变部位的接触面积,提高疗效。口服泡腾片不能干吞,也不能用水直接送服,应充分用温开水溶解后服用。

(7)缓释片:系指在规定的释放介质中缓慢地非恒速释放药物的片剂,如硝苯地平缓释片(Ⅰ、Ⅱ和Ⅲ)和双氯芬酸钠缓释片等,缓释片在人体中药物释放速度缓慢,疗效持久,患者服药次数减少。

(8)控释片:系指在规定的释放介质中缓慢恒速地释放药物的片剂,如硝苯地平控释片等,控释片在人体中药物释放速度缓慢而恒定,因而疗效持久,血药浓度平稳而无药物"峰谷"现象,不良反应发生率降低,患者服药次数减少。

(9)肠溶片:系指用肠溶性包衣材料进行包衣的片剂,如阿司匹林肠溶片等。此类片剂在胃内不崩解,对胃有刺激的药物和易被胃酸或胃蛋白酶破坏的药物宜制成肠溶片,但此类片剂不能掰开或碾碎服用。

(10)植入片:系指通过手术或微注射器埋植于皮下的能够产生持久(数

月或数年)药效的无菌型片剂,多用于使用剂量小、作用强烈的激素类药物。

二、胶囊剂

胶囊剂系指原料药物或与适宜辅料充填于空心胶囊或密封于软质囊材中制成的固体制剂,以口服为主,部分可外用。

1. 胶囊剂特点 ①可掩盖药物的不良气味,降低药物的刺激性;②提高药物的稳定性和生物利用度;③服用、携带方便;④可制成缓控释胶囊,延长药效;⑤可对胶囊赋予颜色或印字以便于识别等。

2. 胶囊剂类别 可以分为硬胶囊(如复方氨酚烷胺胶囊)、软胶囊(又称胶丸,如维生素 E 软胶囊)、缓释胶囊(如布洛芬缓释胶囊)、控释胶囊(如硫酸地尔硫䓬控释胶囊)和肠溶胶囊(如盐酸二甲双胍肠溶胶囊)等。

三、颗粒剂

颗粒剂系指将原料药物与适宜辅料混合制成具有一定粒度的干燥颗粒状制剂,如板蓝根颗粒等。

颗粒剂特点:①易于分剂量;②服用、携带、贮藏、运输均较方便;③易对药物赋予色、香、味,从而提高患者对药物的接受度;④产品质量稳定,适于工业生产;⑤必要时可以包衣或制成缓释、肠溶制剂。

四、散剂

散剂系指原料药物或与适宜的辅料经粉碎、均匀混合制成的干燥粉末状制剂,如蒙脱石散和冰硼散等。

散剂特点:①粉碎程度大,起效较快,但也易吸潮、粘连结块;②剂量易控、携带方便;③便于儿童服用等。

五、丸剂

丸剂系指原料药物(包括固体、半固体和液体药物)与适宜的辅料制成的球形或类球形固体制剂,如人工牛黄丸、麝香保心丸和复方丹参滴丸等。

丸剂特点:①传统丸剂起效较慢,滴丸一般起效较快;②服用方便;③可掩盖不良气味;④贵重、芳香不宜久煎的药物宜制成丸剂。

六、贴剂

贴剂系指原料药物与适宜的材料制成的供贴敷在皮肤上的可产生全身性

或局部作用的一种薄片状制剂,贴剂有背衬层、药物贮库、粘贴层及临用前需去除的保护层。

1. 部分贴剂的选用　见表3-1。

表3-1　部分贴剂的选用

药品名称	功能与主治								
	风湿关节痛	肌肉痛	腰背痛	神经痛	肩痛	扭伤	挫伤	跌扑损伤	屈伸不利
骨通贴膏	√								√
麝香壮骨膏	√	√	√	√		√	√		
元和追风膏	√		√						√
神农镇痛膏	√							√	
伤湿止痛膏	√	√							
辣椒风湿膏	√		√						
消炎镇痛膏	√	√		√	√				
活血止痛膏	√		√						
云南白药膏	√				√	√		√	
通络祛痛膏	√								√
麝香跌打风湿膏	√							√	
一枝蒿伤湿祛痛膏	√	√			√				

2. 贴剂使用注意事项　①应对症选用,因不同贴剂成分不同,功能与主治不同,应针对症状选用贴剂;②开放性伤口不宜使用贴膏;③运动或劳动不慎造成扭伤、挫伤,或关节、韧带拉伤时,不宜立即使用活血散瘀类贴剂,应先冷敷,24小时后才能使用贴剂;④孕妇禁用含有麝香、乳香、红花、没药、桃仁等活血化瘀成分的贴剂,以免局部刺激引起流产;⑤女性行经期间亦禁用含有活血化瘀成分的贴剂,以免经量过多;⑥使用贴剂后局部皮肤出现丘疹、水疱、剧烈瘙痒等过敏症状,应停止使用,必要时还应抗过敏治疗。

七、栓剂

栓剂系指原料药物与适宜基质等制成供腔道给药的固体制剂,常见的有肛门栓(如对乙酰氨基酚栓、麝香痔疮栓)和阴道栓(如保妇康栓)等。

　　栓剂特点:①在体温条件下能软化、溶解释放出药物;②有的起局部作用,如硝酸咪康唑栓,有的起全身作用,如对乙酰氨基酚栓;③可以避免肝脏首过效应等。

第二节　半固体剂型

一、软膏剂

　　软膏剂系指原料药物与油脂性或水溶性基质混合制成的均匀的半固体外用制剂,如红霉素软膏、莫匹罗星软膏、硫软膏等,通常用于皮肤、黏膜和创面。

二、乳膏剂

　　乳膏剂系指原料药物溶解或分散于乳状液型基质中形成的均匀半固体制剂,如曲安奈德益康唑乳膏、曲咪新乳膏等。

三、凝胶剂

　　凝胶剂系指原料药物与能形成凝胶的辅料制成的具凝胶特性的稠厚液体或半固体制剂。除另有规定外,凝胶剂限局部用于皮肤及体腔,如鼻腔、阴道和直肠等,如林可霉素利多卡因凝胶、甲硝唑阴道凝胶和左氧氟沙星眼用凝胶等。

四、眼膏剂

　　眼膏剂系指由原料药物与适宜基质均匀混合,制成溶液型或混悬型膏状的无菌眼用半固体制剂,如红霉素眼膏、盐酸金霉素眼膏、四环素可的松眼膏等。

　　常见的半固体制剂有的含一种主药,有的含多种主药,有的还含有激素成分。成分不同,作用不同;含有激素的半固体制剂不宜用于机体的某些部位,或不能长期使用。部分半固体制剂选用及注意事项等见表3-2～表3-4。

表 3-2　部分外用软膏、乳膏和凝胶的选用

感染类型	主要症状	选用药物
细菌感染	局部红肿热痛，有的化脓，如疖肿、毛囊炎等	红霉素软膏、氧氟沙星凝胶、莫匹罗星软膏、龙珠软膏、甲硝唑凝胶、鱼石脂软膏、林可霉素利多卡因凝胶、克林霉素磷酸酯凝胶等
真菌感染	皮肤或黏膜有水疱且感觉瘙痒，但不痛，如体癣、手癣、足癣、股癣、头癣等	益康唑乳膏、咪康唑乳膏、酮康唑乳膏、克霉唑乳膏、特比萘芬凝胶、华佗膏等
病毒感染	皮肤或黏膜有水疱，痛或剧痛，如水痘、单纯性疱疹和带状疱疹等	阿昔洛韦乳膏、复方片仔癀软膏等

表 3-3　适用于皮炎、湿疹、瘙痒等病症的部分药物

常用药物	神经性皮炎	异位性皮炎	接触性皮炎	过敏性皮炎	脂溢性皮炎	尿布性皮炎	虫咬皮炎	湿疹	皮肤瘙痒
复方倍氯米松樟脑乳膏	√	√					√	√	√
丹皮酚软膏								√	√
曲安奈德益康唑乳膏					√			√	
丁酸氢化可的松乳膏				√	√			√	√
糠酸莫米松乳膏	√	√							
复方地塞米松乳膏	√		√		√			√	
复方樟脑乳膏	√			√				√	√
丙酸氯倍他索乳膏	√							√	
氟轻松维 B_6 乳膏	√	√	√	√	√			√	√
卤米松乳膏	√	√	√		√				

表 3-4　含激素类外用药使用注意事项

药名	面部等皮肤薄弱处用药	孕妇及哺乳期妇女用药	儿童用药
丁酸氢化可的松乳膏	—	医师指导下使用	医师指导下使用
糠酸莫米松凝胶	—	慎用	慎用
丙酸氯倍他索乳膏	不得使用	权衡利弊后慎用	不宜使用
卤米松乳膏	慎用	孕妇权衡利弊后使用；哺乳期妇女慎用	小于 2 岁儿童使用不超过 7 天；大于 2 岁儿童使用不超过 2 周
氟轻松维 B_6 乳膏	不得使用	慎用	医师指导下使用
复方氟米松软膏	应尽量避免使用	慎用，切勿大剂量长期使用	小于 2 岁儿童使用不超过 7 天；大于 2 岁儿童使用不超过 2 周
复方地塞米松乳膏	—	慎用	避免使用
咪康唑氯倍他索乳膏	不得使用	医师指导下权衡利弊使用	不宜使用
曲安奈德益康唑乳膏	不超过 2 周	医师指导下使用	医师指导下使用
酮康他索乳膏	不宜使用	禁用	禁用
曲咪新乳膏	不超过 2 周	医师指导下使用	成人监护下使用
倍他米松新霉素乳膏	慎用	不能长期大面积用于孕妇；哺乳期妇女慎用	尚不明确
复方倍氯米松樟脑乳膏	不超过 2 周	慎用	15 岁以下儿童咨询医师后使用

第三节　液　体　剂　型

液体剂型包括内服液体制剂和外用液体制剂等。使用较为方便，但有些药物处于溶解状态而性质相对不稳定，多数液体剂型携带不方便等。

一、内服液体制剂

1. 糖浆剂　系指含有原料药物的浓蔗糖水溶液，如小儿止咳糖浆、咳速停糖浆、急支糖浆、养血当归糖浆。多数糖浆剂可以掩盖药物的苦味，儿童服用依从性好,但糖浆剂不适宜糖尿病患者。

2. 合剂　系指将药材用水或其他溶剂,采用适宜的方法提取、纯化、浓缩制成的内服液体制剂,如人参合剂、藿香正气合剂、复方鱼腥草合剂和桔贝合剂。

3. 乳剂　系指互不相溶的两种液体中的一种液体,以微滴形式分散于另一种液体中形成的非均相液体,如鱼肝油乳。

4. 混悬剂　系指难溶性固体药物以微粒状态分散于分散介质中形成的非均相液体制剂,如布洛芬混悬液、对乙酰氨基酚混悬剂。

5. 滴剂　系指用适宜的量具以小体积或以滴计量的口服溶液剂、口服混悬剂、口服乳剂的液体制剂。

6. 口服液　为中成药,系指将中药材洗净、切片,采用适宜的方法提取制成单支剂量的液体制剂,如茵栀黄口服液、益气养血口服液、脑心舒口服液和鼻窦炎口服液。

7. 口服溶液　为化学药,系指可溶性药物溶解于适宜溶剂中,再制成口服的液体制剂,如葡萄糖酸钙口服溶液、葡萄糖酸锌口服溶液、氨咖黄敏口服溶液、复方可待因口服溶液。

8. 芳香水剂　系指芳香挥发性药物(多为挥发油)的饱和或近饱和水溶液。也可用乙醇和水混合溶剂制成芳香水剂,如风油精。

二、外用液体制剂

1. 洗剂　系指专供涂抹、敷于皮肤的外用液体制剂,如炉甘石洗剂、复方酮康唑发用洗剂。

2. 搽剂　系指原料药物用乙醇、油或适宜的溶剂制成的液体制剂,供无破损皮肤揉擦用,如克林霉素甲硝唑搽剂。

3. 含漱剂　系指用于咽喉、口腔清洗的液体制剂,如复方氯己定含漱液、甲硝唑含漱液。

4. 滴鼻剂　系指专供滴入鼻腔内使用的液体制剂,如呋麻滴鼻液、盐酸萘甲唑啉滴鼻液。

5. 滴耳剂　系指专供滴入外耳道内的外用液体制剂,如氧氟沙星滴耳液、洛美沙星滴耳液。

6. 滴眼剂　系指药物与适宜辅料制成的供滴入眼内的无菌液体制剂,如氧氟沙星滴眼液、萘敏维滴眼液、珍珠明目滴眼液。滴眼剂启用后只能使用4周,逾期不能再用。滴眼剂选用及使用注意事项如下:

（1）感染性眼疾

1）细菌感染：可选用磺胺醋酰钠滴眼液、（左）氧氟沙星滴眼液、妥布霉素滴眼液、氯霉素滴眼液、利福平滴眼液或复方熊胆滴眼液等。

2）病毒感染：可选用阿昔洛韦滴眼液、更昔洛韦滴眼液或牛磺酸滴眼液等。

3）真菌感染：可选用氟康唑滴眼液或那他霉素滴眼液等。

（2）非感染性眼疾或眼部不适

1）眼疲劳：可选用萘敏维滴眼液、聚乙烯醇滴眼液、硫酸软骨素滴眼液、复方门冬甘维滴眼液、复方牛磺酸滴眼液或复方尿维氨滴眼液等。

2）眼干涩、干燥、痒：可选用复方硫酸软骨素滴眼液、萘敏维滴眼液、复方氯化钠滴眼液、玻璃酸钠滴眼液或复方尿维氨滴眼液等。

3）眼充血：可选用复方门冬甘维滴眼液、复方牛磺酸滴眼液或萘敏维滴眼液等。

4）白内障：可选用苄达赖氨酸滴眼液或吡诺克辛钠滴眼液等。

5）假性近视：可选用四味珍层冰硼滴眼液、珍珠明目滴眼液或山莨菪碱滴眼液等。

6）青光眼：可选用马来酸噻吗洛尔滴眼液或硝酸毛果芸香碱滴眼液。

（3）使用注意事项：①对症、对因选择滴眼剂很重要；②对于感染性眼疾，每次须先滴健眼、再滴患眼；③有的滴眼剂需要临时配制，有的使用前需要摇匀，有的停药需要逐渐减量；④滴眼剂开启后需要注意颜色是否改变；⑤联合使用不同适应证的滴眼剂时要注意间隔时间在 5 分钟以上；⑥有的滴眼剂使用后需要压迫内眦等。

第四节 气 体 剂 型

气体剂型中液体状态的药物呈雾状物喷出，包括两种：气雾剂和喷雾剂。

一、气雾剂

气雾剂系指原料药物或原料药物和附加剂与适宜的抛射剂共同装封于具有特制阀门系统的耐压容器中，使用时借助抛射剂的压力将内容物呈雾状物喷至腔道黏膜或皮肤的制剂，如硫酸沙丁胺醇吸入气雾剂、云南白药气雾剂和双氯芬酸钠气雾剂。

1. 气雾剂的优点 ①作用迅速、定位准确；②清洁无菌、性质稳定；③使用方便、剂量准确；④减少药物对胃肠道的刺激性，避免肝脏的首过效应。

2. 气雾剂的缺点　①生产成本高；②抛射剂因高度挥发性而具有制冷效应，多次使用于受伤皮肤上可引起不适与刺激；③氟氯烷烃类抛射剂可能致敏心脏，造成心律失常，故心脏病患者不适宜。

二、喷雾剂

喷雾剂系指原料药物或与适宜辅料填充于特制的装置中，使用时借助手动泵的压力、高压气体、超声振动或其他方法将内容物呈雾状物释出，直接喷至腔道黏膜或皮肤等的制剂，如布地奈德鼻喷雾剂、口洁喷雾剂、开喉剑喷雾剂和丙酸氟替卡松鼻喷雾剂。

思考题：

1. 阿司匹林肠溶片能否掰开服用？为什么？

2. 患者：你好，我要买盐酸二甲双胍缓释片，规格为 0.25g/ 片 ×20 片 / 盒。

营业员：你好，规格为 0.25g/ 片 ×20 片 / 盒的价格是 40 元，现在缺货。但有 0.5g/ 片 ×10 片 / 盒的，价格是 30 元，你可以每次服用半片，这样还可以节省 10 元。

请回答，营业员这种说法对吗？为什么？

3. 片剂有何特点？

第四章 | 药效影响因素及药物不良反应

第一节　药效影响因素

药效，即药物治疗效果（drug therapeutic effect），是指药物作用于机体从而影响患者的生理、生化功能或病理过程，使患病机体恢复正常的效果。药物治疗效果不仅与药物本身的化学结构和成分有关，而且还受到多种因素的影响，包括药物、机体、饮食和环境等。

一、药物因素

1. 剂量　对于同一种药物，针对不同的用药目的，使用的剂量（或规格）不同，产生的药效也不同。如 0.3g/ 片的阿司匹林用于解热镇痛，0.1g/ 片的阿司匹林主要用于抗血小板聚集，而 25mg/ 片的阿司匹林则用于降低子痫前期（怀孕 20 周后出现的高血压、高血糖、蛋白尿、恶心、呕吐、眼花等症状，如不控制可发展为抽搐、昏迷等）的发生率。再如，5mg/ 片的叶酸片主要用于治疗叶酸缺乏所致的贫血，而 0.4mg/ 片的叶酸则用于预防妊娠期叶酸缺乏所致的胎儿神经管畸形等。

2. 剂型　药物剂型不同，给药途径不同，可能产生不同的治疗效果。如甲硝唑口颊片可用于治疗口腔溃疡等；甲硝唑阴道泡腾片外用可治疗滴虫性阴道炎等；甲硝唑凝胶用于炎症性丘疹、脓疱疮、玫瑰痤疮的局部治疗；甲硝唑片还具有抗厌氧菌作用，可用于幽门螺杆菌感染的治疗。

3. 制备工艺　药物在制备过程中，颗粒或片剂的松紧度不同，可影响药物的崩解、释放、吸收等过程，从而影响药物起效快慢，甚至药物疗效等。

4. 相互作用　同时使用两种或两种以上的药物时，有些药物可产生相互作用而使疗效发生变化。有的药物相互作用可使疗效增加，如磺胺甲基异噁唑和甲氧苄啶合用（即复方新诺明）治疗细菌感染，效果优于单用。而有的药物相互作用可使疗效降低，如同时服用含有咖啡因的感冒药和镇静催眠药时，咖啡因兴奋中枢的作用与催眠药抑制中枢的作用可在一定程度上相互抵消，使得药效下降；再如喹诺酮类药物与葡萄糖酸钙合用时，二者发生反应，吸收均减少，药效均降低。因此，联合用药时应仔细阅读药品说明书中有关药物相互作用的说明。

二、机体因素

1. 年龄因素　新生儿及婴幼儿个体小，器官发育不完全，各种生理功能（包括自身调节功能）尚未充分发育，对药物的反应一般比较敏感，使用小剂量药物即可达到有效浓度，产生理想的疗效，若随意加大药物剂量则可能导致中毒。

老年人则出现不同程度的器官老化、功能降低，尤其是肝脏对药物代谢功能和肾脏对药物排泄功能的下降，可能导致药物在体内代谢减慢、排泄减少，致使蓄积中毒。另外，老年人机体状况与中青年人相比较，体内组织水分减少，以致水溶性药物（如维生素 C 和维生素 B 族类药物等）分布容积缩小，有效血药浓度相对较高，药效相应增强；但老年人脂肪组织相对增多，脂溶性药物（如维生素 A 和维生素 D 等）分布容积增大，有效血药浓度相对较低，药效相应减弱。

2. 性别因素　男性和女性之间存在体重、脂肪含量等多方面的差异，导致药物在不同性别之间的分布容积、消除速度等存在差异。如脂溶性较大的药物美托洛尔在脂肪含量较多的女性体内，血药浓度相对较低，药效也较低；女性对甲基泼尼松的消除速度明显快于男性，药效持续时间短于男性。

此外，女性有月经期、妊娠期、哺乳期等特点。孕妇常见胃排空延迟，药物吸收速率减慢，使药物起效时间推后，又因胃肠蠕动减慢，在肠道滞留时间延长，吸收程度增加，药效增强；肝脏代谢酶活性增强，经肝代谢的药物（如苯妥英、茶碱等）的消除加速，药效降低；肾血流量较非妊娠期增加一倍，经肾排泄药物（如阿莫西林或头孢拉定等）的消除加速，药效降低。

3. 病理因素

（1）肠道：药物主要在肠道吸收，若肠道蠕动加快，药物在肠道内吸收减少，药效降低。

（2）肝脏：药物吸收后随血液循环进入肝脏，多数药物在肝脏代谢，有的药物经代谢而活化，若肝功能不全时，这些药物作用减弱，如可的松、泼尼松等；有的药物经肝脏代谢而灭活，若肝功能不全时，这些药物作用增强。

（3）肾脏：绝大多数药物经肾脏排泄而清除，若肾功能不全，则药物经肾脏排泄减慢,应适当延长给药间隔时间和 / 或减小药物剂量,否则易蓄积中毒。

(4)中枢神经系统:当中枢神经系统兴奋时,可以耐受较大剂量的中枢抑制药(如镇静催眠药)。相反,当中枢神经系统被抑制时,则需要较大剂量的中枢兴奋药。机体发热时,解热镇痛药能通过抑制体温调节中枢降低机体体温至正常水平。而机体体温正常时,解热镇痛药则不能继续降低体温。

(5)白蛋白含量:有些药物在进入血液循环后,部分会与血浆白蛋白结合而暂时失去药理活性,未结合的游离状态的药物才能发挥药理作用。与白蛋白高度结合的药物主要有地高辛、洋地黄毒苷、双香豆素、氯丙嗪、硫喷妥钠、戊巴比妥、保泰松、水杨酸盐、甲苯磺丁脲、磺胺甲氧嗪、磺胺二甲氧嘧啶、青霉素、苯唑西林钠、甲氧苯青霉素等,这些药物用于低白蛋白血症患者时应注意减量。这是由于低白蛋白血症患者的血浆中可供药物结合的白蛋白浓度低,使用同等剂量药物时游离药物的数量增加,到达靶组织或靶器官的药物量也增加,从而产生较强的药理作用,甚至发生毒副作用。

4. 心理因素

(1)精神与情绪的影响:患者的精神状态与药物的治疗效果有密切的关系。乐观的情绪有利于疾病的恢复,相反,不良情绪会延长胃排空时间,药物在胃内滞留时间延长,被胃酸破坏增加,药物吸收达有效浓度的时间也推迟,影响药物的治疗效果。此外,A 型性格(争强好胜、忙碌不停、快节奏、高效率、易激动等)的患者药物代谢较快,排泄也较快,因此用药间隔时间应缩短,镇静药剂量应增大,中枢兴奋药剂量应减小。

(2)对医生的信赖程度:医生的言语行为及患者对医生的信任程度均可能影响药物疗效,有时医生的良言胜过良药。

(3)安慰剂效应:安慰剂是指既无药效又无毒副作用的物质构成的外形似药的制剂。安慰剂对疾病的改善率可达 30%～50%,对高血压患者改善率达81%。

三、饮食因素

1. 饮食因素对药效的影响

(1)增强药效:服用铁剂后进食酸性食物(如富含维生素 C 的食物),可促进 Fe^{3+} 还原成 Fe^{2+},增加铁的吸收;服用脂溶性维生素时,进食高脂饮食可促进其吸收。此外,服用驱肠虫药时,进食纤维素含量丰富的食物可以促进肠蠕动,有利于肠道寄生虫被排出体外。高盐饮食者饮水过多,可增强容积性泻药(如硫酸镁和硫酸钠等)的疗效。

（2）降低药效

1）食物与药物反应：食物与药物结合形成复合物、沉淀物甚至毒物。婴幼儿服用钙剂不宜同食菠菜、韭菜等草酸含量丰富的蔬菜，因草酸与钙形成不溶性草酸钙而不易吸收。

2）饮水：含服润喉片或使用口洁喷雾剂等不宜立即饮水，因饮水可减弱润喉等局部作用；服用止咳糖浆后不宜立即饮水，因立即饮水会降低糖浆对咽喉部的安抚作用。高盐饮食者饮水过多，可降低蒙脱石散的止泻效果。

3）饮茶：服用酶类药物(如多酶片等)时，若同时饮茶，则茶中的鞣酸可使酶类药物变性、失活；茶中的鞣酸亦可与补铁药物中的铁离子形成难溶性铁盐而妨碍铁的吸收；茶中的咖啡因还可降低镇静催眠药的作用。

4）生冷饮食：可以降低温热药物的散寒作用，不利于受寒引起的腹泻治疗等。

5）高脂饮食：可促进驱肠虫药的吸收，而使肠道内药物浓度下降，驱虫效果降低；还可抑制胃酸分泌，不利于铁离子的吸收。

6）高蛋白饮食：蛋白质在肠道产生大量氨基酸而阻碍左旋多巴的吸收；蛋白质还可能产生组胺，诱发或加重哮喘，影响平喘药如氨茶碱等药效；蛋白质可加重肝脏负担，影响肝炎患者护肝药的药效。

7）高糖饮食：糖类(如蜂蜜、饼干等)与退热药形成复合物而影响后者吸收，使退热效果降低；一些借助苦味来健胃的药物如与高糖食物(甜味)相遇，其苦味会被掩盖而使健胃作用降低；高糖饮食还可抵消降血糖药的效果。

8）高盐饮食：易使患者口渴，增加饮水量，使血容量增加，可影响抗高血压药的降压效果。

9）辛辣饮食：可降低清热解毒药(如黄连、黄芩、金银花等及清火片、穿心莲片等)的疗效；还会降低抗菌药治疗疖肿等的疗效；消化性溃疡在疼痛的急性期应避免辛辣饮食，否则影响抗溃疡药的疗效。

2. 饮食因素对药害的影响

（1）增加药害：①饮酒可增强催眠药、抗过敏药、中枢性镇咳药、镇吐药(如甲氧氯普胺)等中枢抑制作用，易致呼吸等过度抑制，甚至猝死；②服用对乙酰氨基酚、利福平、抗血吸虫药等时，饮酒可加重药物对肝脏的毒性；③服用降血糖药物时，饮酒可增加降血糖药的作用而易致低血糖反应；④服用头孢类、硝基咪唑类、磺胺类、喹诺酮类、呋喃唑酮、氯霉素、灰黄霉素等药物时，饮酒可能引起双硫仑样反应；⑤腌菜、腊肉等含亚硝酸化合物，与解热镇痛药同用可形成亚硝胺,降低药效,甚至增加毒性;⑥高脂饮食可促进脂溶性维生素或抗生素类药物的吸收,可能导致这些药物的不良反应发生率增加,还可促进驱肠虫药的吸收,导致血药浓度升高,增加不良反应发生率;⑦高糖饮食可加重糖皮质激素类药物的副作用,导致血糖升高。

(2)减轻药害:多饮水可减少因使用喹诺酮类、磺胺类和部分抗痛风药导致的结晶尿形成,从而减少对肾脏的损害。

四、环境因素

1. 药物使用时环境因素的影响 由于光线可加速或导致某些药物的氧化和降解,使药物疗效降低,甚至产生毒性物质,因此有些药物(如硝普钠、尼莫地平、喹诺酮类、抗肿瘤药等)在使用时(如静脉滴注)需要避光。

此外,对于鼻窦炎患者而言,如果暴露于灰尘较多的环境中(如制衣车间等)而不戴口罩,不利于其鼻窦炎的治疗。对于风湿性关节炎患者而言,用药后若仍处于高湿环境工作或生活,则症状难于改善,易误认为药物治疗效果不好。过敏性哮喘患者在使用抗过敏药治疗时,如不离开致敏环境,仍频繁接触过敏原,则症状难于缓解。

2. 药物贮藏时环境因素的影响 药品的贮藏环境可影响药物的质量,从而影响药物的效果。

(1)光线:光线作为一种能量,可使一些化学性质不稳定的药物发生氧化反应,导致颜色加深、药效降低,甚至毒性增加,因此,大多数药物贮藏时需要避光。

(2)温度:温度影响药物降解速度,一般而言,温度每升高10℃,药物降解速度就会增加2~4倍,因此,有的药品需要贮藏在"冷处"(2~10℃),如未启用的各种胰岛素注射液等;有的药品需要贮藏在"阴凉干燥处"或"凉暗处"(均不超过20℃),如脾氨肽口服液等;有的则只需贮藏在"常温"下(10~30℃),一般药品说明书未标识贮藏温度,按常温贮藏。

(3)湿度:湿度过高,易引起药物潮解变质,降低药效;也易引起中药饮片的霉变、虫蛀,有效成分含量下降,疗效降低。药物贮藏环境的湿度要求在35%~75%。

3. 药物生产时环境因素的影响 化学药在生产时环境因素易于控制,对药效影响较小。中药种植时环境因素不易控制,环境中的光线、湿度和温度等可影响植株的生长发育、生理生化等,因此可影响植株内次生代谢物质含量,从而影响药效。

第二节 药物不良反应

药物不良反应（adverse drug reaction, ADR）系指合格药品（包括化学药、中成药、中药、生物制剂等）在预防、诊断、治疗疾病或调节生理功能的正常用法用量下出现的、与用药目的无关的、有害的反应。该定义排除了有意的或无意的过量用药及用药不当引起的反应。

药物不良反应可分为三类：

（1）A 型药物不良反应：包括毒性反应、副作用、首剂效应、撤药反应、后遗效应和继发反应，是由药物的药理作用增强所致。具有以下特点：①与剂量相关，又称为剂量相关的不良反应；②常见；③可预测，可重复；④发生率高而死亡率低；⑤停药或减量后症状很快减轻或消失。

（2）B 型药物不良反应：包括变态反应、特异质反应和"三致"作用（致畸、致癌和致突变），是与正常药理作用完全无关的一种异常反应。具有以下特点：①常与剂量无关，又称为剂量不相关的不良反应；②罕见；③难预测；④发生率低而死亡率高。

（3）C 型药物不良反应：有些不良反应难以简单地归于 A 型或 B 型，所以提出 C 型药物不良反应，这些反应的特点是发生率高、用药史复杂或不全、非特异性药物、没有明确的时间关系、潜伏期较长。

药物不良反应一般分为 5 个等级：①十分常见，发生率 ≥ 10%；②常见，1% ≤ 发生率 < 10%；③偶见，0.1% ≤ 发生率 < 1%；④罕见，0.01% ≤ 发生率 < 0.1%；⑤十分罕见，发生率 < 0.01%。

一、毒性反应

毒性反应（toxic reaction, toxic response）系指药物引起机体发生生理生化机能异常或组织结构病理变化的反应。

1. 毒性反应发生的原因 患者的个体差异、病理状态或合用其他药物引起敏感性增加，在治疗量时造成某种功能或器质性损害。

2. 毒性反应的特点 ①药物药理作用越广，越易致毒性反应；②药物剂量越大，毒性反应则越强；③毒性反应临床表现各异，但主要涉及神经、消化、心血管、泌尿、血液等系统，以及皮肤组织等；④严重的毒性反应所致的持续性功能障碍或器质性病变在停药后恢复较慢，甚至终身不愈，导致药源性疾病。

二、副作用

副作用(side effect)系指在治疗量出现的与治疗目的无关的不适反应。

1. 副作用产生的原因 药物选择性低,作用范围广,治疗目的为诸多作用之一,则其余作用就成了副作用。

2. 副作用的特点 副作用一般较轻微,多为一过性、可逆的功能变化。如阿托品的药理作用包括解除平滑肌痉挛、抑制腺体分泌、解除迷走神经对心脏的抑制作用等,若用于胃肠道痉挛性疼痛时,可能引起排尿困难、口干、心悸等。与阿托品类似的还有山莨菪碱、颠茄(如复方氢氧化铝片、和胃整肠丸、维U颠茄铝分散片、胃康灵胶囊或颗粒、颠茄磺苄啶片等均含有颠茄)。

三、首剂效应

首剂效应(first-dose effect)又称首剂综合征(syndrome of first dose),系指首次服用某种药物时,由于机体对药物作用尚未适应而引起不可耐受的强烈反应。

1. 易致首剂效应的药物 多数抗高血压药可引起首剂效应,如 α 受体拮抗剂可乐定和哌唑嗪,引起的首剂效应表现为恶心、头晕、头痛、心悸、嗜睡、直立性低血压、休克等;β 受体拮抗剂、血管紧张素转化酶抑制剂和钙通道阻滞剂也可引起首剂效应;此外,硝酸酯类(如硝酸甘油等)亦可致首剂效应。

2. 应对首剂效应的措施 ①临睡前给药;②从小剂量开始给药;③一旦发生首剂效应,应使患者平卧,一般无需特殊处理。

四、后遗效应

后遗效应(residual effect)系指停药后血药浓度已降至阈浓度以下时残存的生物效应。有的后遗效应需要避免,有的后遗效应则可加以利用。

后遗效应可能比较短暂,如服用巴比妥类催眠药后次晨的"宿醉"现象;也可能比较持久,如长期应用肾上腺皮质激素,一旦停药后肾上腺皮质功能低下,数月内难以恢复。

抗生素的后遗效应是指抗生素与细菌短暂接触,当药物清除后,细菌的生长持续受到抑制的效应,是抗生素对其作用靶细菌特有的效应,如氨基糖苷类抗生素。

五、继发反应

继发反应（secondary reaction）系指药物治疗作用之后出现的不良反应，是治疗剂量下治疗作用本身带来的后果。如长期口服广谱抗生素，敏感菌株受抑制，而不敏感菌株大量繁殖，形成继发感染，也称二重感染（superinfection）；应用抗肿瘤药引起机体免疫力低下，导致感染；噻嗪类利尿药引起的低血钾可使患者对强心苷洋地黄不耐受。

六、药物过敏反应

药物过敏反应（hypersensitive reaction）又称为变态反应，是致敏患者对某种药物的特殊反应。药物、药物降解产物或药物在体内的代谢产物作为半抗原或抗原与机体特异抗体反应或激发致敏淋巴细胞而造成组织损伤或生理功能紊乱。

1. 药物过敏反应的特点　①药物过敏反应仅发生在少数患者身上；②药物过敏反应和已知药物作用的性质无关，亦和剂量无线性关系；③药物过敏反应性质各不相同，不易预知，一般不发生于首次用药，初次接触时需要诱导期，停止给药反应消失；④化学结构相似的药物易发生交叉或不完全交叉的药物过敏反应；⑤表现为皮疹、血管神经性水肿、过敏性休克、血清病综合征、哮喘等。

2. 药物过敏反应的预防　①就诊患者主动告知医务人员过敏史；②医务人员主动询问患者过敏史；③易发生药物过敏反应的药物在用药前须做皮试等，患者应积极配合。

七、特异质反应

特异质反应（idiosyncratic reaction）系指个体对某些药物特有的异常敏感性。该反应和遗传有关，与药理作用无关，大多是由于机体缺乏某种酶，使药物在体内代谢受阻而致。如葡萄糖-6-磷酸脱氢酶缺乏症（G-6-PD）患者，服用伯氨喹、磺胺、呋喃妥因等药物可发生正铁血红蛋白血症，引起发绀、溶血性贫血等；乙酰化酶缺乏者，服用异烟肼后易出现多发性神经炎，服用肼屈嗪后易出现全身性红斑狼疮样综合征；假胆碱酯酶缺乏者，用琥珀酰胆碱后，由于延长了肌肉松弛作用而常出现呼吸暂停反应。

八、撤药反应

撤药反应（withdrawal syndrome）系指骤然停用某种药物而引起的不良反

应。可能引起撤药反应的药物主要包括激素类药物、抗高血压药、镇静催眠药、抗抑郁药、抗精神病药、抗癫痫药等。

1. 引起撤药反应的原因 长期连续使用某种药物,可使机体对药物的存在产生适应。骤然撤药,机体不适应此种变化,就可能发生撤药反应,主要表现是症状反跳(rebound)。

例如,长期应用肾上腺皮质激素者,由于脑垂体前叶促皮质素的释放受抑制,骤然撤药可表现皮质激素不足的反应。一些血管扩张药,如硝酸甘油、曲克芦丁的骤然撤用,可造成反跳性血管收缩而致心绞痛发作。阿托品用于抢救有机磷农药中毒时用量较大,且用药持续数天,一旦突然停药或减药速度过快,易致撤药反应,表现为全身出冷汗、流涎等。

2. 撤药反应的预防措施

(1)长期应用可致撤药反应的药物后,应采取逐渐减量的办法来过渡而达到完全撤药的目的,以免发生意外。

(2)因慢性疾病需要长期应用可致撤药反应药物的患者,应适当提前配备药物,以免突发情况导致停药、发生意外,如高血压患者、糖尿病患者。

思考题:

1. 影响药效的四大因素是什么? 了解这些因素有何意义?

2. 药物不良反应包括哪些? 你是否发生过某种不良反应?

3. 对于一个过敏体质的患者,就医时或购药时应注意什么?

第五章　合理用药与药物滥用

药物是一把"双刃剑",合理用药能保证患者的安全,获得理想的疗效,节省医药资源;但药物滥用对患者个人、家庭和社会都不利。

第一节　合理用药

药物是防治疾病的基本物质,在疾病的治疗中,约 3/4 的疗效是通过药物获得的。然而,药物具有两重性,既在产生对机体有利的防治作用的同时,又可产生对机体不利的不良反应,据世界卫生组织(World Health Organization, WHO)统计,全世界有 1/3 的死亡病例与用药不当有关。合理使用药物可更好地发挥药物的防治作用,减少不良反应的发生。合理用药(rational use of drug)是指以当代药物和疾病的系统知识和理论为基础,安全、有效、经济、适当地使用药物,安全性、有效性、经济性和适当性是合理用药的四大要素。

一、安全性

安全性是合理用药的首要条件。安全性不是指药物没有不良反应或产生的毒副作用最小,而是强调让患者获得最大的治疗效果,承受最小的治疗风险,即风险 / 效益应尽可能小。安全性是相对的,而不是绝对的。药物在治疗过程中,安全性还与用药个体、药物等有关。

1. 与用药个体有关　如青霉素 G 是安全有效的抗生素,有最佳的风险 / 效益,但仍有少数患者发生过敏反应,甚至引发危及生命的过敏性休克(发生率< 0.04%)。此外,安全性还与患者生理和病理有关,有些药物对孕妇和胎儿有影响,甚至有致畸胎的风险;有些药物正常剂量对肝肾功能不全的患者可能产生毒性。鹿茸,性温,用于肾阳不足,精血亏虚之畏寒肢冷等有效,但若用于阴虚燥热之消渴(糖尿病),则阴虚燥热加重。阿司匹林若用于儿童病毒性感染(如水痘、病毒性感冒等)发热,则有引起瑞氏综合征的危险,且死亡率达30% 左右。普萘洛尔用于心动过速等患者,有诱发或加重患者哮喘的可能等。

2. 与药物有关　使用小剂量(100mg/片)阿司匹林可预防血栓形成,产生有益的心脑血管保护作用,有良好的风险/效果;而大剂量使用则可促进血栓形成,诱发心血管事件。即使是正常剂量,使用疗程过长也可能产生毒性或严重的不良反应,如牛黄解毒片使用时间过长产生肝毒性,阿司匹林肠溶片使用时间过长,可能使某些患者胃溃疡复发或出现胃出血,甚至带来生命危险。

二、有效性

用药的根本目的是要有效,但药物有效的表现形式多种多样。

1. 治愈疾病　治愈疾病,使机体恢复正常是药物最直观、最理想的效果,莫匹罗星软膏治愈脓疱疮、左氧氟沙星治愈尿路感染、阿昔洛韦治愈水痘或单纯疱疹等。

2. 延缓病程进展　抗高血压药不能彻底治愈高血压、降血糖药不能彻底治愈糖尿病,但这两类药均可以延缓疾病的进程等。

3. 缓解临床症状　多数抗感冒药中存在减轻患者鼻塞、发热和头痛等症状的成分,如马来酸氯苯那敏能减轻患者鼻塞等症状,对乙酰氨基酚也能减轻发热和头痛症状,但二者对引起感冒的病毒并无药理作用。

4. 预防疾病　疫苗的使用能预防一些疾病的发生,但不能治疗疾病,也视为有效。

5. 避免不良反应的发生　复方磺胺甲噁唑片治疗泌尿系统感染时,可能有结晶尿的形成、伤害患者泌尿系统,如联合碳酸氢钠片使用,则可减少结晶尿的形成,减轻或防止复方磺胺甲噁唑片不良反应的发生。

6. 调节人的生理功能　艾司唑仑能促进患者的睡眠,改变其生理功能,亦视为有效。

三、经济性

经济性不是指用廉价药或者少用药,而是强调以最低花费获得最佳疗效,即获得单位用药效果所投入的成本(成本/效益)应尽可能低。如用西药治病的同时,若联合中药治疗,看似费用增加,但若缩短了疗程,降低了总费用,则视为符合经济性原则。

四、适当性

合理用药最基本的要求包括:将适当的药物,在适当的时间内,用于适当的患者,达到适当的治疗目标。

1. 适当的药物 根据患者机体条件与疾病状况,选择最适当的药物,使其药效学与药动学特点都能满足治疗的需要。凡口服给药有效,就应尽量避免注射给药;凡局部用药有效,就应尽量避免全身给药;凡用一种药有效,就应尽量避免联合用药。

2. 适当的患者 必须考虑患者的生理及病理状况,遵循对症用药原则。对于孕妇、哺乳期妇女、婴幼儿、老年人、肝肾功能不全者等特殊人群用药,应当调整剂量或改用其他药物。

3. 适当的时间 治疗疾病应按医嘱或疗程用药,疗程过短不利于疾病治愈,甚至产生抗药性;疗程过长,浪费药物资源,还可能对机体产生损害。

4. 适当的目标 对于难以治愈或不能治愈的疾病(如恶性肿瘤、高血压或高血糖等疾病),药物治疗的目标可以定位于延缓疾病进程或延长患者生命,或尽可能改善患者生存、生活质量。

第二节 药 物 滥 用

药物滥用(drug abuse)是指在用药过程中用药适应证选择不当(如病毒性感冒初期无细菌感染症状而使用抗菌药),或无正确适应证用药(如无发热时用退热药),或剂量过大、疗程过长等,亦称错误用药行为。其中抗菌药、镇痛药和精神药品滥用现象较为常见。

一、抗菌药滥用危害

有些患者对抗菌药认识不足,认为抗菌药可以包治百病,或不遵医嘱,随意加大或减小剂量,随意缩短或延长服药时间,导致抗菌药滥用。滥用抗菌药主要有以下 5 个方面的危害:

1. 诱发细菌耐药 频繁接触抗菌药的细菌为了生存、为了战胜抗菌药,它们不断地发生变异,从而成为耐药菌株,并且可将这种耐药性遗传给后代。如由于抗生素的过度使用,导致多重耐药菌的发病率呈逐年上升趋势,在产科引起孕妇发热、伤口愈合延迟,新生儿感染、住院时间延长,费用增加等问题。

2. 导致二重感染 正常情况下,人体内很多部位都存在着细菌的寄生,这些寄生的细菌相互制约,在人体内外具有一定的积极作用,保持平衡的状态。若长期使用广谱抗生素,人体内的敏感菌群死亡,此时一些不敏感菌群或外来菌也开始侵入人体,导致二重感染的发生,形成新的疾病。曾有报道利用阿莫西林克拉维酸钾控制呼吸系统感染,结果导致呼吸系统白念珠菌感染。

3. 浪费医药资源 有些天然和半合成抗菌药的生产需要消耗粮食,生产抗菌药也需要消耗或占用人力和物力等资源,滥用抗菌药必将造成这些资源的浪费。

4. 损害人体器官 有些抗菌药对人体的器官,如肾脏、肝脏或听神经等有损害作用,甚至不可逆损害,滥用则对人体器官损害的发生率升高,如不同代别的头孢菌素对肾有不同程度的毒性。目前已知能引起肝损害的抗菌药有1 000种左右,国外报道引起肝损害的以抗微生物药为主,而国内以中草药为主;氨基糖苷类链霉素、庆大霉素、大观霉素、卡那霉素等则可致听力损害。

5. 增加患者经济负担 给不需要使用抗菌药的患者使用抗菌药,或给不该联合用药的患者实施联合用药或给不该预防性用药的患者实施预防性用药,均可增加患者经济负担。

二、镇痛药滥用危害

镇痛药主要为阿片类药物,包括:阿片及从阿片中提取的生物碱,如吗啡;具有吗啡样作用的化合物,如哌替啶、美沙酮等,这些药物都具有与吗啡类似的药理作用。

滥用麻醉性镇痛药可导致成瘾,损害中枢神经系统、循环系统、免疫系统和消化系统等,甚至导致死亡。孕妇滥用麻醉药品可导致死胎、早产、婴儿体重过低,新生儿死亡率达2%~5%;胎儿在子宫内形成生理依赖,出生后出现撤药反应。

三、解热镇痛抗炎药滥用危害

解热镇痛抗炎药是目前临床上最常使用的退热和减轻慢性钝痛的药物,大部分还具有抗炎抗风湿作用,应用范围广泛。如阿司匹林、对乙酰氨基酚、布洛芬、双氯芬酸钠等,这些药物的滥用给患者带来很多危害。

1. 药物依赖性和耐受性 解热镇痛抗炎药能使发热患者的体温下降,对正常人的体温无影响,虽然可暂时退热,减轻疼痛,但不能消除病因。若一遇到发热和头痛就用解热镇痛抗炎药,则可能掩盖病情,延误治疗,久之还可能让患者产生药物依赖性和耐受性。

2. 对肝脏的损害 解热镇痛抗炎药导致肝损伤的报道逐年增多,有一患者因风湿发作连续一周服用阿司匹林(每日2g)后出现巩膜黄染、尿黄、血清氨基转移酶＞500单位的症状,停药5天之后,血清氨基转移酶指标恢复正常。解热镇痛药对肝脏造成损伤,可能与肝脏细胞中毒或变态反应相关。

3. 对肾脏的损害 长期服用解热镇痛抗炎药是引发药源性肾病的最常见原因。解热镇痛抗炎药作用的主要机制是抑制前列腺素的合成,但是前列腺素对肾血管的血流量调节作用非常重要。长期服用解热镇痛抗炎药,产生收缩肾血管、减少肾血流量以及降低肾小球过滤作用,引发肾的缺血性损害、高血钾和水钠潴留,会导致解热镇痛药性肾病,最终发展成肾衰竭。

4. 对胃肠道的损害 解热镇痛抗炎药对胃肠道的刺激性大,尤其空腹服药,极易引起恶心、呕吐。有些胃溃疡和十二指肠溃疡的患者服用解热镇痛抗炎药之后,不但疼痛没有减轻,反而更加严重,有些甚至诱发溃疡穿孔,造成大出血。

须引起注意的是,很多抗感冒药(如复方氨酚烷胺片、感冒灵颗粒等)含有对乙酰氨基酚等解热镇痛抗炎药,滥用抗感冒药,易造成潜在的解热镇痛抗炎药滥用。

四、精神药品滥用危害

精神药品是指直接作用于中枢神经系统,使之兴奋或抑制,连续使用能产生依赖性的药品。被滥用的精神药品可分为三类:兴奋剂(如苯丙胺、伪麻黄碱等),抑制剂(如阿普唑仑等)和致幻剂(如氯胺酮等)。精神药品滥用亦会产生很大危害:

1. 摧残滥用者的生理健康 长期滥用这些药物,滥用者的生理健康受到极大的摧残甚至死亡。

2. 损害滥用者的心理健康 近年来的研究证实,一些精神药品能直接改变脑中部分化学物质结构,破坏、扰乱人体正常的高级神经活动,有的甚至毒害、损伤高级神经组织,导致精神心理异常、智力衰退、性情乖张、冷漠孤僻、人格扭曲,甚至心理变态,对这些精神药品的依赖性越来越严重。

3. 诱发犯罪 滥用精神药品不仅吞噬社会财富,而且助长暴力与犯罪。毒品与犯罪是对"孪生兄弟"。一方面滥用者成瘾后,摆脱不了毒瘾的煎熬,在耗尽自己的钱财后铤而走险,进行偷、扒、抢、贪污、卖淫,甚至杀人。有些成瘾者用药后会出现暴力倾向,打架、斗殴、行为失控。另一方面制贩毒者为获取高额利润以身试法。毒品犯罪是一种高利润的犯罪活动,制贩毒者往往不惜冒着入狱或死刑的危险。一些不法商贩在校门外兜售艾司唑仑片,以各种名义诱骗中小学生滥用精神药品。

4. 危害社会风气 滥用精神药品败坏社会风气,腐蚀人的灵魂,使成瘾者失去正常人应有的道德观念、伦理准则和是非标准,精神空虚,毫无自我约束能力,沉溺于感官刺激之中,如果任其蔓延、泛滥,必然会使更多的人丧失自尊、自爱、自强、自信和积极向上的精神风貌。

思考题:

1. 合理用药的四大要素是指哪些?

2. 何为药物滥用? 你生活中是否发生过药物滥用?

3. 学习本章内容,对今后用药行为有哪些指导意义?

第二篇 西 药

第六章 | 解热镇痛抗炎药及抗感冒药

第一节 解热镇痛抗炎药

解热镇痛抗炎药是一类具有解热镇痛作用的药物,其中除乙酰苯胺类(如对乙酰氨基酚)外,还具有抗炎、抗风湿作用,有的还兼有抗痛风(如双氯芬酸钠等)作用。

本类药物作用机制主要是抑制前列腺素合成,化学结构不具有甾体母核结构,不具有成瘾性,这些都不同于甾体抗炎药和阿片类镇痛药,故又称为非甾体抗炎药或非麻醉性镇痛药。机体发热及痛觉与机体内前列腺素水平密切相关,了解前列腺素生物活性有助于了解解热镇痛药作用机制及不良反应。

一、前列腺素及其生物活性

前列腺素(prostaglandin,PG)是广泛存在于动物和人体内的重要的组织激素,是一大类自体活性物质。最早发现于人、猴、羊等精液中,当时设想可能是前列腺所分泌,故命名为前列腺素,后来发现肺、胃、子宫内膜等器官和组织都含有前列腺素。业已表明,这类物质对中枢神经系统、循环系统、泌尿系统、消化系统、呼吸系统及人体免疫功能等都有生物活性。

1. 对中枢神经系统 对中枢神经系统活性表现为:①前列腺素 E_1(PGE_1)和前列腺素 E_2(PGE_2)作为发热物质参与体温调节;② PGE_2 对由组胺、缓激肽等产生的疼痛有增强或延长作用,前列腺素 I_2(即前列环素,PGI_2)也有明显致痛增敏作用;③前列腺素 D_2(PGD_2)能诱发睡眠等多种作用;④ PGE_1 具有保护脑细胞膜 ATP 酶等作用。

2. 对循环系统　多种前列腺素对循环系统起作用：① PGI_2 和 PGD_2 都能扩张血管而降血压，PGI_2 还具有保护心肌细胞的作用等；② PGD_2 抑制血小板自身凝集，对血凝起调节作用；③ PGE_1 对急性心肌梗死的心脏则有保护作用。

3. 对泌尿系统　多种前列腺素具有调节肾血流量和肾小球滤过作用；脂化前列腺素 E_1 还有明显的肾血管扩张作用，从而改善肾功能等。

4. 对消化系统　不同种类的前列腺素对消化系统作用不同：PGE 及 PGI_2 能抑制胃酸分泌，PGE_2 能增加胃血流量，PG 能促进胃黏液产生，改善黏膜微循环等；肝损害时，PGE_2 及 PGI_2 对肝有保护作用。

5. 对呼吸系统　如 PGE_2 使气管平滑肌松弛、改善呼吸等。

6. 对炎症和免疫　PGE_3 在炎症初期增强炎症反应，扩张血管，增强缓激肽、组胺等致炎物质引起的疼痛和肿胀等。

二、解热镇痛抗炎药不良反应及注意事项

因 PG 具有广泛的生物活性，故解热镇痛抗炎药抑制 PG 合成可能造成机体诸多不适，尤其是大剂量和长期使用时不良反应更甚（表6-1），但不同药物的不良反应及注意事项不尽相同。

表6-1　解热镇痛抗炎药主要不良反应及注意事项

系统	主要不良反应	注意事项
循环系统	血压升高，有出血倾向或导致出血等	影响抗高血压药的降血压效果；有出血倾向者（如凝血机制或血小板功能障碍等）慎用或禁用等
消化系统	导致胃酸分泌过多，诱发或加重胃溃疡；导致胃出血；导致肝损害等	胃溃疡慎用或禁用；肝功能不全者慎用，严重肝功能不全者禁用等
泌尿系统	影响肾血流量，导致肾功能不全等	肾功能不全者慎用，严重肾功能不全者禁用
呼吸系统	诱发或加重哮喘等	哮喘患者慎用或禁用

其他共同的注意事项包括：①这类药物多为对症治疗药，用于解热连续使用不超过3天，用于止痛不超过5天，症状未缓解请咨询医师或药师；②不能同时服用其他解热镇痛抗炎药或含有其他解热镇痛抗炎药的药物（如某些

复方抗感冒药);③若持续发热或疼痛,可间隔4~6小时重复用药一次,24小时内不得超过4次。

三、解热镇痛抗炎药的作用特点

1. 解热作用特点　本类药物具有较好的解热作用,通过抑制前列腺素合成酶(环氧合酶,COX)使体内PG合成减少,因而产生解热作用。该类药物可使发热患者的体温降至正常,但对正常体温没有影响。这点不同于氯丙嗪的降温作用,后者能在低温环境下使正常体温下降。

2. 镇痛作用特点　由于PG既可作用于体温调节中枢引起发热,又可作用于痛觉感受器引起疼痛,并能增敏其他致痛物质的作用,本类药物可通过抑制COX,减少PG合成而产生镇痛作用。本类药物产生的镇痛作用是外周性的,不作用于阿片受体,故无成瘾性。对轻、中度慢性钝痛,特别是局部炎症所致的疼痛效果较好,对外伤性剧痛及内脏平滑肌绞痛无效。

3. 抗炎作用特点　本类药物除乙酰苯胺类外,还可通过抑制PG合成和保护溶酶体膜,使炎症缓解或消失,从而起到抗炎作用,并可有效缓解急性痛风的症状。

四、解热镇痛抗炎药分类

本类药物从化学结构上主要可分为水杨酸类,包括阿司匹林(aspirin,又名乙酰水杨酸)等;乙酰苯胺类,包括对乙酰氨基酚(paracetamol);芳基丙酸类,如布洛芬(ibuprofen);芳基乙酸类,如吲哚美辛(indometacin);苯磺酰胺类,如塞来昔布(celecoxib)等。

五、常用解热镇痛抗炎药

1. 对乙酰氨基酚片

(1)主要成分:每片含对乙酰氨基酚0.5g。

(2)适应证:用于普通感冒或流行性感冒引起的发热,也用于缓解轻至中度疼痛如头痛、关节痛、偏头痛、牙痛、肌肉痛、神经痛、痛经。

(3)用法用量:口服。6~12岁儿童一次0.5片,12岁以上及成人一次1片,若持续发热或疼痛,可间隔4~6小时重复用药一次,24小时内不得超过4次。

(4)不良反应:偶见皮疹、荨麻疹、药热、白细胞减少(如粒细胞减少)及血小板减少症或出现不明原因的青肿或出血等。有时伴有支气管痉挛(发生于对阿司匹林和其他非甾体抗炎药过敏者）。长期大量用药会导致肝肾功能异常。

（5）注意事项：①对阿司匹林过敏者慎用；②服用本品期间不得饮酒或含有酒精的饮料（因乙醇可促使对乙酰氨基酚大量产生肝毒性极强的代谢产物——对乙酰基苯醌亚胺，严重者可致急性肝衰竭）；③肝肾功能不全者慎用，严重肝肾功能不全者禁用；④片剂不推荐 6 岁以下儿童使用，儿童可选用对乙酰氨基酚混悬滴剂；⑤孕妇及哺乳期妇女慎用；⑥老年患者由于肝、肾功能减退，应慎用或适当减量使用；⑦本品为对症治疗药，自我用药疗程为，用于解热连续使用不超过 3 天，用于止痛不超过 5 天，症状未缓解请咨询医师或药师；⑧应尽量避免合并使用含有对乙酰氨基酚或其他解热镇痛药的药物（如某些复方抗感冒药），以避免药物过量或导致毒性协同作用。

含有对乙酰氨基酚的复方制剂有：感冒清片、感冒灵片、维 C 银翘片、维 C 银翘胶囊、维 C 银翘软胶囊、扑感片、酚麻美敏片、氨麻美敏片、氨酚伪麻美芬片（日用片）/氨麻美敏片（夜用片）、氨酚伪麻美芬片Ⅱ、复方氨酚烷胺片或胶囊、复方小儿退热栓、小儿氨酚黄那敏颗粒、氨咖黄敏胶囊、氨酚咖敏片、阿咖酚散、酚咖片、临江风药、腰息痛胶囊和感通片等。

这些药物不能与含乙醇药物合用；使用这些药物不能饮酒，也不能喝含酒精的饮料，不能食用酒心巧克力等。常见含乙醇的药品如下：

内服药：小儿止咳糖浆（含橙皮酊）、消咳喘糖浆、复方甘草口服液、藿香正气水、十滴水、左卡尼汀口服液、脑心舒口服液、云南白药酊、腰痛宁胶囊（配有黄酒）、国公酒、骨刺消痛液、当归流浸膏、阿胶生化膏（含黄酒）等。

外用药：舒肤止痒膏、吲哚美辛搽剂、复方氯己定含漱液、硝酸益康唑喷雾剂、硝酸益康唑溶液、特比萘芬喷雾剂、克霉唑溶液、克林霉素甲硝唑搽剂、雪上花搽剂、四层珍珠冰硼滴眼液、复方门冬维甘滴眼液、吡诺克辛钠滴眼液、正骨水、复方藏红花油、双氯芬酸钠气雾剂、碘酊、甲紫溶液等。

注射药：尼莫地平注射液、氢化可的松注射液等。

吸入药：沙丁胺醇吸入气雾剂。

2. 布洛芬混悬液或滴剂

（1）主要成分：每毫升含布洛芬 20mg 或 40mg。

（2）适应证：用于儿童普通感冒或流行性感冒引起的发热。也用于缓解儿童轻至中度疼痛，如头痛、关节痛、牙痛、肌肉痛、神经痛。

（3）用法用量：口服。成人一次 15～20ml，一日 3～4 次；婴幼儿童用量见表 6-2。

表6-2 布洛芬混悬液婴幼儿童用量

规格	年龄	体重/kg	一次用量/ml
每瓶装100ml(2%)	1～3岁	10～15	4
或35ml(2%)	4～6岁	16～21	5
	7～9岁	22～27	8
	10～12岁	28～32	10
	若持续疼痛或发热,可间隔4～6小时重复用药1次,24小时不超过4次		
每瓶装20ml(4%)	<6月龄	—	遵医嘱
	6～11月龄	5.5～8.0	1.25(相当于1滴管)
	12～23月龄	8.1～12	1.875(相当于1.5滴管)
	2～3岁	12.1～15.9	2.5(相当于2滴管)
	需要时每6～8小时可重复使用,每24小时不超过4次,5～10mg/kg/次。或参照年龄、体重计量表,用滴管量取		

（4）不良反应：①少数患者可出现恶心、呕吐、胃烧灼感或轻度消化不良、胃肠道溃疡及出血、氨基转移酶升高、头痛、头晕、耳鸣、视力模糊、精神紧张、嗜睡、下肢水肿或体重骤增；②罕见皮疹、支气管痉挛等。

（5）注意事项：①下列情况患者应在医师指导下使用,有消化性溃疡史、胃肠道出血、心功能不全、高血压；②1岁以下婴幼儿应在医师指导下使用；③不宜与其他非甾体抗炎药同用,因可增加胃肠道的不良反应等；④对其他非甾体抗炎药过敏者禁用；⑤对阿司匹林过敏的哮喘患者禁用。

3. 双氯芬酸钠缓释胶囊

（1）主要成分：每粒含双氯芬酸钠50mg。

（2）适应证：①缓解类风湿关节炎、骨关节炎、脊柱关节病、痛风性关节炎、风湿性关节炎等各种慢性关节炎的急性发作期或持续性的关节肿痛症状；②各种软组织风湿性疼痛,如肩痛、腱鞘炎、滑囊炎、肌痛及运动后损伤性疼痛等；③急性的轻、中度疼痛如手术、创伤、劳损后等的疼痛,原发性痛经,牙痛,头痛等。

（3）用法用量：口服。本品须整粒吞服,勿嚼碎。一次1粒,一日2次,或遵医嘱。

（4）不良反应：①胃肠道反应为最常见的不良反应,主要为胃不适、腹痛、烧灼感、反酸、食欲减退、便秘、恶心等，其中少数患者可出现溃疡、出血、穿孔；②神经系统表现有头痛、眩晕、嗜睡、兴奋等；③可引起浮肿、少尿、电解质紊乱等严重不良反应；④其他少见的有血清氨基转移酶一过性升高，极个别患者出现黄疸、皮疹、心律失常、粒细胞减少、血小板减少等。

（5）注意事项：①已知对本品过敏的患者禁用；②冠状动脉搭桥手术围手术期疼痛的患者禁用；③服用阿司匹林或其他非甾体抗炎药后诱发哮喘、荨麻疹或过敏反应的患者禁用；④有应用非甾体抗炎药后发生胃肠道出血或穿孔病史的患者禁用；⑤有活动性消化道溃疡或出血，或者既往曾复发溃疡或出血的患者禁用；⑥重度心力衰竭患者禁用；⑦避免与其他非甾体抗炎药，包括选择性 COX-2 抑制剂（如尼美舒利）合并用药，因可增加胃肠道不良反应，并有致溃疡的危险；⑧用药期间饮酒亦可增加此类不良反应及危险；⑨本品因含钠，对限制钠盐摄入量的患者应慎用；⑩孕妇和哺乳期妇女禁用，14 岁以下儿童不推荐使用，老年人慎用。

4. 阿司匹林肠溶片

（1）主要成分：每片含阿司匹林 100mg。

（2）适应证：阿司匹林对血小板聚集有抑制作用，因此阿司匹林肠溶片适应证如下。①降低急性心肌梗死疑似患者的发病风险；②预防心肌梗死复发；③中风的二级预防；④降低短暂性脑缺血发作（TIA）及其继发脑卒中的风险；⑤降低稳定型和不稳定型心绞痛患者的发病风险；⑥降低心血管危险因素者心肌梗死发作的风险等。

（3）用法用量：本品宜饭后适量温开水送服，不可空腹服用。本品为肠溶片，必须整片吞服，除了在治疗急性心肌梗死时，为了能快速发挥药效，第1 片药应捣碎或嚼碎后服用。主动脉冠状动脉静脉搭桥术后，开始使用阿司匹林肠溶片最佳时间为术后 24 小时。用量遵医嘱或按说明书。

（4）不良反应

1）消化系统不良反应：上、下消化道不适，如消化不良，胃肠道和腹部疼痛；罕见的胃肠道炎症、胃十二指肠溃疡；罕见的可能出现胃肠道出血和穿孔等。

2）血液系统不良反应：由于阿司匹林对血小板的抑制作用，阿司匹林可能增加出血的风险，包括手术期间出血、牙龈出血等，有些出血如胃出血和脑出血可能威胁生命；急性或慢性出血后还可致贫血等；严重葡萄糖 -6- 磷酸脱氨酶缺乏症（G-6-PD）患者出现溶血和溶血性贫血。

3）泌尿系统不良反应：肾损伤和急性肾衰竭。

4）过敏反应：包括哮喘症状，轻度至中度的皮肤反应包括皮疹、荨麻疹、水肿、瘙痒症等，极罕见的严重反应包括过敏性休克。

5）神经系统不良反应：药物过量时曾报道头晕和耳鸣。

（5）注意事项：①对阿司匹林或降解产物水杨酸，或药物的任何其他成分过敏者禁用；②有水杨酸盐或含水杨酸物质、非甾体抗炎药致哮喘史者禁用；③急性胃肠道溃疡患者禁用；④出血体质者禁用；⑤严重的肝、肾衰竭或心功能不全者禁用；⑥对止痛药、抗炎药、抗风湿药过敏，或存在其他过敏反应者，应谨慎使用；⑦低剂量阿司匹林减少尿酸的消除，可诱发痛风；⑧妊娠期前3个月使用水杨酸盐可能与畸形（腭裂、心脏畸形）危险性升高有关，所有含有阿司匹林的药物禁用于妊娠期最后3个月的妇女（防止产妇出血不止）；⑨常规服用或高剂量摄入时，应尽早停止哺乳；⑩含有阿司匹林的药物不应用于儿童和青少年病毒感染，可能会发生少见的危及生命的瑞氏综合征。

5. 吲哚美辛片

（1）主要成分：每片含吲哚美辛25mg。

（2）适应证：①关节炎，可缓解疼痛和肿胀；②软组织损伤和炎症；③解热；④其他用于治疗偏头痛、痛经、术后痛、创伤后痛等。

（3）用法用量：口服。用量遵医嘱或按说明书。

（4）不良反应：①胃肠道反应，出现消化不良、胃痛、胃烧灼感、恶心反酸等症状，出现溃疡、胃出血及胃穿孔；②神经系统反应，出现头痛、头晕、焦虑及失眠等，严重者可有精神行为障碍或抽搐等；③泌尿系统反应，出现血尿、水肿、肾功能不全，在老年人多见；④各型皮疹，最严重的为大疱性多形红斑（史 - 约综合征）；⑤造血系统受抑制而出现再生障碍性贫血，白细胞减少或血小板减少等；⑥过敏反应、哮喘、血管性水肿及休克等。

（5）注意事项：①与阿司匹林有交叉过敏性，对其他非甾体抗炎药、镇痛药过敏者也可能对本品过敏；②因对血小板聚集有抑制作用，可使出血时间延长；③为减少药物对胃肠道的刺激，宜于饭后服用或与食物或制酸药同服等；④中成药新癀片含有吲哚美辛成分；⑤活动性溃疡病、溃疡性结肠炎及病史者，癫痫患者，帕金森病及精神病患者，肝肾功能不全者，对本品或对阿司匹林或其他非甾体抗炎药过敏者，血管神经性水肿或支气管哮喘者，孕妇及哺乳期妇女均禁用；⑥14岁以下儿童一般不宜应用此药；⑦老年患者易发生肾脏毒性，应慎用。

6. 塞来昔布胶囊

（1）主要成分：每粒含塞来昔布0.2g。

（2）适应证：①用于缓解骨关节炎的症状和体征；②用于缓解成人类风湿关节炎的症状和体征；③用于治疗成人急性疼痛等。

（3）用法用量：口服。用量遵医嘱或按说明书。

（4）注意事项：①禁用于对塞来昔布和磺胺过敏者；②也不可用于服用阿司匹林或其他非甾体抗炎药后诱发哮喘、荨麻疹或过敏反应的患者；③还禁用于冠状动脉搭桥手术围手术期疼痛的治疗、有活动性消化道溃疡/出血的患者和重度心力衰竭患者。

第二节　抗感冒药

一、常见抗感冒药

1. 氨咖黄敏胶囊

（1）主要成分：每粒含对乙酰氨基酚 250mg、咖啡因 15mg、马来酸氯苯那敏 1mg、人工牛黄 10mg。

（2）适应证：用于缓解普通感冒及流行性感冒引起的发热、头痛、四肢酸痛、打喷嚏、流鼻涕、鼻塞、咽痛等症状。

（3）用法用量：口服。成人一次 1～2 粒，一日 3 次。

（4）不良反应：有时有轻度头晕、乏力、恶心、上腹不适、口干、食欲缺乏和皮疹等，可自行恢复。

（5）注意事项：前列腺肥大、青光眼等患者以及老年人应在医师指导下使用。

（6）药理作用：①对乙酰氨基酚能抑制前列腺素合成，有解热镇痛作用；②咖啡因为中枢兴奋药，能增强对乙酰氨基酚的解热镇痛效果，并减轻其他药物所致的嗜睡、头晕等中枢抑制作用；③马来酸氯苯那敏为抗组胺药，能减轻流鼻涕、鼻塞、打喷嚏症状；④人工牛黄具有解热、镇惊作用。

2. 复方氨酚烷胺胶囊

（1）主要成分：每粒含对乙酰氨基酚 250mg、盐酸金刚烷胺 100mg、人工牛黄 10mg、咖啡因 15mg、马来酸氯苯那敏 2mg。

（2）适应证：用于缓解普通感冒及流行性感冒引起的发热、头痛、四肢酸痛、打喷嚏、流鼻涕、鼻塞、咽痛等症状，也可用于流行性感冒的预防和治疗。

（3）用法用量：口服。成人一次 1 粒，一日 2 次。

（4）不良反应：同"氨咖黄敏胶囊"。

（5）注意事项：脑血管病史、精神病史或癫痫病史患者慎用；其他同"氨咖黄敏胶囊"。

（6）药理作用：金刚烷胺可抗"亚 - 甲型"流行性感冒病毒，抑制病毒繁殖。

3. 氨麻美敏片（Ⅱ）

（1）主要成分：每片含对乙酰氨基酚 500mg、氢溴酸右美沙芬 15mg、盐酸伪麻黄碱 30mg 和马来酸氯苯那敏 2mg。

（2）适应证：用于普通感冒或流行性感冒引起的发热、头痛、四肢酸痛、打喷嚏、流鼻涕、鼻塞、咳嗽、咽痛等症状。

（3）用法用量：口服。12 岁以上儿童及成人一次 1 片，每 6 小时服 1 次，24 小时内不超过 4 次。

（4）不良反应：主要不良反应有困倦、精神紧张、入睡困难、专注困难、协调性差、头痛、视线模糊，有时有轻度头晕、乏力、恶心、上腹不适、口干、食欲缺乏和皮疹等，可自行恢复。

（5）药理作用：①本品中盐酸伪麻黄碱能选择性收缩上呼吸道血管，消除鼻黏膜充血，减轻鼻塞、流鼻涕、打喷嚏等症状；②氢溴酸右美沙芬能抑制咳嗽中枢而产生镇咳作用；③对乙酰氨基酚和马来酸氯苯那敏同"氨咖黄敏胶囊"药理作用。

4. 氨酚伪麻美芬片Ⅱ / 氨麻苯美片

（1）主要成分：日用片，每片含对乙酰氨基酚 325mg、盐酸伪麻黄碱 30mg、无水氢溴酸右美沙芬 15mg。夜用片，每片含对乙酰氨基酚 325mg、盐酸伪麻黄碱 30mg、盐酸苯海拉明 25mg、无水氢溴酸右美沙芬 15mg。

（2）适应证：用于治疗和减轻感冒引起的发热、头痛、周身四肢酸痛、打喷嚏、流鼻涕、鼻塞、咳嗽、咽痛等症状。

（3）用法用量：口服。日用片：12 岁以上儿童及成人，一次 1～2 片，一日 2 次或白天每 6 小时服 1 次。夜用片：12 岁以上儿童及成人，临睡前服 1～2 片。

（4）不良反应：有时有轻度头晕、乏力、恶心、上腹不适、口干、食欲缺乏和皮疹等，适应后可自行恢复。

（5）药理作用：盐酸苯海拉明为抗组胺药，能进一步减轻鼻塞、流鼻涕、打喷嚏等症状，并有镇静安眠的作用。其他同"氨麻美敏片"药理作用。

二、抗感冒药使用注意事项

1. 服用含抗过敏成分（如氯苯那敏和苯海拉明等）的抗感冒药期间不得驾驶机、车、船，不得从事高空作业、机械作业及操作精密仪器。

2. 服用抗感冒药不宜饮酒。饮酒后血管扩张，抵消抗组胺药物作用，但增加抗组胺药的呼吸抑制作用,且增加含对乙酰氨基酚抗感冒药的肝毒性。

3. 心脏病、高血压、甲状腺疾病等患者及运动员慎用含伪麻黄碱的抗感冒药。

4. 痰多咳嗽患者不宜使用含右美沙芬的抗感冒药。

5. 成分相同的抗感冒药不得联合使用。

6. 孕妇及哺乳期妇女慎用,肝肾功能不全者慎用,严重肝肾功能不全者禁用多种抗感冒药。

思考题:

1. 一有头痛就用镇痛药,一有发热就用解热药,这种行为是否合理?为什么?

2. 服用含对乙酰氨基酚的抗感冒药能喝酒吗?为什么?

3. 一感冒就购买和服用抗菌药,如阿莫西林或头孢类药物,这种行为是否合理?为什么?

第七章 抗病原微生物药

第一节　抗菌药概述

抗菌药（antibacterial drug）是指能抑制或杀灭细菌（广义的细菌还包括放线菌、衣原体、支原体、立克次体和螺旋体），有些抗菌药也可用于寄生虫感染（如甲硝唑用于滴虫感染等）。

抗菌药主要包括抗生素和合成抗菌药，前者包括天然抗生素和半合成抗生素（系对天然抗生素结构改造而得）；后者包括喹诺酮类、磺胺类、硝基呋喃类和硝基咪唑类等。

抗生素（antibiotic）是微生物（细菌、真菌和放线菌属）的次级代谢产物或人工合成的类似物，一般分子量较低，< 5 000Da，低浓度时能杀灭或抑制其他病原微生物。

一、抗菌药作用机制

抗菌药可特异性地干扰或阻断细菌所特有的某些关键性的环节（图 7-1），从而在人体细胞和细菌之间发挥选择性抗菌作用。

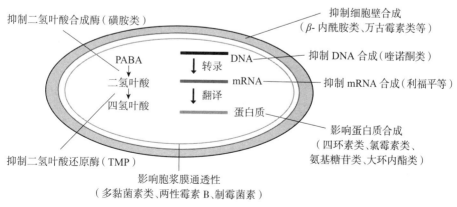

图 7-1　抗菌药作用机制示意图

1. 抑制细菌细胞壁合成，使细菌失去细胞壁的保护作用。

2. 增加细胞膜的通透性，使菌体重要物质如氨基酸、核苷酸、蛋白质、糖类和盐类等内容物外泄，导致细菌死亡。

3. 抑制菌体蛋白质的合成，从而发挥抑菌或杀菌作用。

4. 抑制菌体 DNA 或 RNA 的合成而杀灭细菌。

5. 影响细菌叶酸代谢，使细菌生长繁殖受到抑制等。

二、抗菌药临床应用基本原则

1. 尽早明确感染性疾病的病原菌，弄清楚是哪类哪种病原菌感染，严格掌握适应证。

2. 细菌药敏和联合药敏试验对指导合理用药有重要意义，做到有的放矢。

3. 熟悉药物的抗菌活性、药代动力学、适应证和不良反应。

4. 按照患者的生理、病理及免疫状态等合理用药。

5. 选择适当的给药方案、适当的剂量和适当的疗程。

6. 抗菌药的使用应严加控制或尽量避免的情况：

（1）不适当的预防用药往往徒劳，反易引起耐药菌感染。

（2）皮肤或黏膜等局部感染应尽量避免全身用抗菌药，因易引起过敏反应或耐药菌产生。

（3）病毒性感染或原因不明者不宜轻易使用抗菌药。

以下情况可考虑联合应用抗菌药：①病原未查明的严重感染；②单一抗菌药不能控制的感染；③多种细菌引起的混合感染；④免疫缺陷患者的严重感染；⑤疗程较长且病原菌可能产生耐药性（如结核病）。

三、细菌耐药性

耐药性（drug resistance，又称抗药性）一般是指微生物、寄生虫以及肿瘤细胞对于化疗药物作用的耐受性，耐药性一旦产生，药物的化疗作用就明显下降。耐药性根据其发生原因可分为固有耐药性（亦称天然耐药性）和获得耐药性两种。固有耐药性是指基于药物作用机制的一种内在的耐药性（如厌氧菌对氨基糖苷类药物的固有耐药性等）；获得耐药性是指某种细菌对某种抗菌药不具有固有耐药性，其耐药性是后天获得的（细菌与药物多次接触后，细菌对药物的敏感性下降甚至消失）。

抗菌药的广泛使用是细菌形成获得耐药性的重要原因，频繁而又不合理使用抗菌药更易使细菌产生获得耐药性，有些细菌的耐药基因还能在细菌间水平转移,有些则能垂直遗传给子代,因而细菌耐药是医疗领域的严重问题,也应是引起社会关注的热点问题。

细菌产生耐药性的机制如下:

1. 产生灭活酶 细菌产生 β- 内酰胺酶灭活青霉素类和头孢类抗生素或抗菌药,产生氨基糖苷类抗生素钝化酶(如乙酰化酶、腺苷化酶和磷酸化酶等)使氨基糖苷类抗生素失去抗菌作用,产生氯霉素乙酰转移酶灭活氯霉素,产生酯酶灭活大环内酯类抗生素,金黄色葡萄球菌产生核苷转移酶灭活林可霉素等。

2. 改变抗菌药作用靶位 细菌与抗菌药接触之后改变靶位,导致与抗菌药结合的有效部位发生变异,影响药物的结合,从而对抗菌药产生耐药。

3. 改变细菌细胞膜的通透性 细菌接触抗菌药后,可以通过改变通道蛋白性质和数量来降低细菌的膜通透性,使药物不能进入菌体内。

4. 影响主动流出系统 某些细菌能将进入菌体的药物泵出菌体外,降低菌体内的药物有效浓度,使菌体耐药。

5. 细菌生物被膜的形成 细菌生物被膜是指细菌黏附于固体或有机腔道表面,形成微菌落,并分泌细胞外多糖蛋白复合物将自身包裹其中而形成的膜状物,被膜可阻止或延缓抗菌药的渗入,且可促使进入被膜的抗菌药灭活。

6. 改变代谢途径或产生代谢拮抗剂 细菌通过改变代谢途径(如直接利用叶酸)或产生代谢拮抗剂 PABA(对氨基苯甲酸),从而产生耐药性。

四、双硫仑样反应

双硫仑是酒精增敏药物,致增敏机制是抑制体内乙醛脱氢酶,导致乙醛聚集,促使交感神经兴奋性增高,颜面潮红、心悸、呼吸困难等症状,尤其在饮酒后症状更严重,令人厌酒,用于戒酒治疗。然而诸多药物的化学结构中因含有甲硫四氮唑取代基等,亦可竞争性抑制乙醛脱氢酶活性,使体内乙醛聚集,诱发双硫仑样反应,出现低血压、胸闷气短、面部潮红、头痛、恶心、呕吐、烦躁、嗜睡等临床表现,有时意识丧失,甚至危及生命。为避免此反应,应做到服药期间和停药后 7 天内禁止饮酒。

临床上能引起双硫仑样反应的药物主要有四类:

1. 头孢菌素类 以结构中含有甲硫四氮唑侧链者为主,包括头孢哌酮、头孢曲松、头孢拉啶等,少数并不具有甲硫四氮唑侧链者也有双硫仑样反应的报道,包括头孢唑林、头孢氨苄等。

2. 硝基咪唑类 如甲硝唑、奥硝唑、替硝唑。

3. 其他抗菌药 如呋喃唑酮、呋喃妥因、氯霉素、灰黄霉素、琥乙红霉素、异烟肼等。

4. 降血糖药 如苯乙双胍、甲苯磺丁脲、格列苯脲、格列吡嗪、格列齐特、胰岛素等。

其他药物（如华法林、水合氯醛、三氟拉嗪等）亦可引起双硫仑样反应，且必须注意的是，引起双硫仑样反应的药物几乎每年都有新的报道，如阿莫西林、氧氟沙星和左氧氟沙星、磺胺类药等。使用上述药物期间及停药后7天内应避免饮用白酒、啤酒、黄酒和果酒等，也应避免摄食酒心巧克力等食品，还应避免使用含酒或乙醇的内服、外用药物或消毒用品，如避免酒精搽浴、碘酊和碘伏消毒等，尤其老年人、心血管疾病患者、糖尿病患者更应高度重视。

五、抗菌药分类

（一）天然或半合成抗菌药

1. β- 内酰胺类 包括青霉素类和头孢菌素类。青霉素类如阿莫西林、氨苄西林等，头孢菌素类如头孢克肟、头孢克洛等。

2. 氨基糖苷类 包括链霉素、妥布霉素、新霉素、庆大霉素等。

3. 大环内酯类 包括红霉素、克拉霉素、罗红霉素、阿奇霉素、乙酰螺旋霉素等。

4. 四环素类 包括四环素、土霉素、金霉素、多西环素、米诺环素等。

5. 氯霉素类 包括氯霉素和甲砜霉素等。

6. 其他类 如林可霉素、克林霉素等。

（二）合成抗菌药

1. 喹诺酮类抗菌药 包括诺氟沙星、氧氟沙星、左氧氟沙星、莫西沙星等。

2. 磺胺类抗菌药 包括磺胺甲基异噁唑、磺胺嘧啶银、磺胺醋酰钠、柳氮磺吡啶等。

3. 硝基呋喃类 包括呋喃妥因、呋喃唑酮、呋喃西林等。

4. 硝基咪唑类 包括甲硝唑、替硝唑和奥硝唑等。

（三）其他类药物

主要包括高锰酸钾、鱼石脂、硫软膏或复方硫黄软膏、碘酊、甲紫溶液等。

第二节 天然或半合成抗菌药

一、β-内酰胺类抗生素

（一）青霉素类

青霉素（penicillin）是指分子中含有青霉烷，能干扰细菌细胞壁的合成并在细菌繁殖期起杀菌作用的一类抗生素，是由青霉菌中提炼出的抗生素。该类抗生素包括天然和半天然产品，人体细胞无细胞壁，因此正常剂量对人体毒性反应少见（大剂量可有中枢神经系统症状），青霉素肌内注射则注射区可发生周围神经炎。本类药物常见不良反应为过敏反应，包括皮疹、药物热、血管神经性水肿、过敏性休克等，其中以过敏性休克最为严重，多在注射后数分钟内发生，症状为呼吸困难、发绀、血压下降、昏迷、肢体强直，最后惊厥，数分钟至数小时内死亡；此类药物之间有交叉过敏反应发生的可能性。

1. 过敏性休克的特点 ①各种给药途径或各种制剂都可能引起过敏性休克，但以注射给药发生率最高；②对本类药物高度过敏者，极微量亦可引起过敏性休克。

2. 过敏反应的防治 ①使用本类药物前应询问患者是否为过敏性体质，是否有药物过敏史，过敏性体质及有过敏史的人对本类药物更易发生过敏反应，应避免使用该类药物。②有药物过敏史的患者应将药物过敏史记载在病历本的封面"药物过敏史"一栏，且主动告知医务人员药物过敏史有关情况。若无过敏史，在使用青霉素类药物之前还应作皮试，皮试阳性者禁止使用本类药物，以后亦不宜再作皮试；皮试阴性者，注射此类药物后还应在注射室观察30分钟，若无过敏反应才可离开，以此预防"假阴性"的皮试结果。③出现过敏性休克应就地抢救，立即肌内注射0.1%肾上腺素0.5ml，必要时数分钟内重复注射一次，其他依据患者症状进行对症治疗等。④本类药物与头孢类抗生素有交叉过敏反应的可能，因此使用青霉素类抗生素（如阿莫西林胶囊等）及头孢类抗生素（如头孢克洛胶囊等）之前都应明确患者是否对青霉素类过敏。

3. 常见药——阿莫西林克拉维酸钾分散片（4∶1）

（1）主要成分：每片含阿莫西林0.125g、克拉维酸0.031 25g。

（2）适应证：本品可用于治疗如下的敏感菌株引起的感染。

1）上呼吸道感染：鼻窦炎、扁桃体炎、咽炎等。

2）下呼吸道感染：急性支气管炎、慢性支气管炎急性发作、肺炎，肺脓肿和支气管扩张合并感染。

3）泌尿系统感染：膀胱炎、尿道炎、肾盂肾炎、前列腺炎、盆腔炎、淋球菌尿路感染及软性下疳等。

4）皮肤和软组织感染：如疖、脓肿、蜂窝织炎、伤口感染等。

5）其他感染：骨髓炎、败血症、腹膜炎和术后感染等。

（3）用法用量：可直接用水吞服，也可放入适量水中搅拌至混悬状态后服用。成人及大于 12 岁儿童，一次 2 片，一日 3 次；7～12 岁儿童，一次 1.5 片，一日 3 次；1～7 岁儿童，一次 1 片，一日 3 次；3 月龄～1 岁婴儿，每次半片，一日 3 次；严重感染时，剂量可加倍或遵医嘱。未经重新检查，连续治疗期不超过 14 天。

（4）不良反应：①常见胃肠道反应如腹泻、恶心和呕吐、腹部不适、胃肠胀气等；②皮疹等；③可见过敏性休克、药物热和哮喘等；④偶见念珠菌或耐药菌引起的二重感染等；⑤中枢神经系统反应，头痛，罕见失眠、焦虑、行为异常等。

（5）注意事项：①必要时先进行青霉素皮试，青霉素皮试阳性反应者，对本品及其他青霉素类药物过敏者禁用；②对头孢菌素类药物过敏者及有哮喘、湿疹、花粉症、荨麻疹等过敏性疾病史和严重肝功能障碍者慎用；③本品与其他青霉素类和头孢菌素类药物之间有交叉过敏性和交叉耐药性等；④本品可通过胎盘，故孕妇禁用；⑤本品可分泌入母乳中，可能使婴儿致敏并引起腹泻、皮疹、念珠菌属感染等，故哺乳期妇女慎用或用药期间暂停哺乳；⑥老年患者应根据肾功能情况调整用药剂量或用药间期。

（6）药理作用：克拉维酸钾有微弱抗菌活性，且有效抑制耐药菌株产生的 β- 内酰胺酶，可使阿莫西林免遭 β- 内酰胺酶的水解破坏，从而对产 β- 内酰胺酶的耐药菌仍然有效。

（二）头孢菌素类

头孢菌素（cephalosporin）是由真菌培养液中提取的多种抗菌成分之一——头孢菌素 C，水解得到母核 7- 氨基头孢烷氨酸（7-ACA）接上不同侧链制成的一系列半合成抗生素。

1. 不同代别之比较　根据头孢菌素的抗菌谱、抗菌强度、对 β- 内酰胺酶稳定性及对肾脏毒性可分为四代（表 7-1）。

表 7-1 不同代别头孢菌素类抗菌药比较

药物代别	代表药物	抗菌谱	对 G^- 菌作用强度	对 β- 内酰胺酶稳定性	肾毒性
第一代	头孢拉定、头孢氨苄等	对 G^+ 菌作用较第二代和第三代强	对 G^- 菌作用差	可被 β- 内酰胺酶破坏	有一定肾毒性
第二代	头孢克洛、头孢呋辛等	较第一代广	对 G^- 菌有明显作用，对厌氧菌有一定作用	对多种 β- 内酰胺酶稳定	肾毒性较第一代轻
第三代	头孢他啶等	抗菌谱广	比第一、二代都强	对 β- 内酰胺酶有较高的稳定性	对肾脏基本无毒
第四代	头孢克定等	抗菌谱更广	对 G^+ 菌和 G^- 菌均有高效	对 β- 内酰胺酶高度稳定	几无肾毒性

头孢菌素类药物毒性较低，不良反应较少，常见的是过敏反应，多为皮疹、荨麻疹等，过敏性休克罕见，与青霉素类有交叉过敏现象，青霉素过敏者有 5%～10% 对头孢菌素类发生过敏。与氨基糖苷类和强效利尿药合用增加肾毒性；与乙醇或含乙醇药物等合用有双硫仑样反应。

2. 常见药——头孢克洛分散片

（1）主要成分：每片含头孢克洛 0.25g。

（2）适应证：本品主要适用于敏感菌所致的呼吸道感染如肺炎、支气管炎、咽炎、扁桃体炎等；中耳炎；鼻窦炎；尿路感染如淋病、肾盂肾炎、膀胱炎；皮肤与皮肤组织感染等；胆道感染等。

（3）用法用量：口服。成人一次 1 片，一日 3 次，严重感染患者剂量可加倍，但一日总剂量不超过 4g。小儿按体重一日 20～40mg/kg，分 3 次服用。严重感染患者剂量可加倍，但一日总剂量不超过 1g。

（4）不良反应：①多见胃肠道反应，软便、腹泻、胃部不适、食欲不振、恶心、呕吐、嗳气等；②过敏反应，皮疹、荨麻疹、嗜酸性粒细胞增多、外阴部瘙痒等。

（5）注意事项：①本品与青霉素类或头霉素有交叉过敏反应，过敏者禁用；②肾功能减退及肝功能损害者慎用；③有胃肠道疾病史者，特别是溃疡性结肠炎、局限性肠炎或抗生素相关性结肠炎者慎用；④长期用本品可致菌群失调，引发继发性感染；⑤牛奶不影响本品吸收；⑥孕妇慎用；⑦本品可经乳汁排出，故哺乳期妇女应慎用或暂停哺乳；⑧老年患者应在医师指导下根据肾功能情况调整用药剂量或用药间期。

二、氨基糖苷类抗生素

氨基糖苷类抗生素（aminoglycoside antibiotics）是由氨基糖与氨基环醇通过氧桥连接而成的苷类抗生素。氨基糖苷类抗生素是抑制蛋白质合成、为静止期杀菌性抗生素。氨基糖苷类抗生素按其来源可分为两大类，一类是链霉菌产生的，一类由小单胞菌产生。常见氨基糖苷类抗生素（或含）药品如下：

1. 庆大霉素普鲁卡因维 B$_{12}$ 颗粒

（1）主要成分：每袋含硫酸庆大霉素 20mg、盐酸普鲁卡因 0.1g、维生素 B$_{12}$0.02mg。

（2）适应证：消炎、止痛、促进胃黏膜修复。主要用于慢性、浅表性胃炎，也用于其他胃炎。

（3）用法用量：饭前嚼服或温开水送服。一日 3 次，一次 1 袋，或遵医嘱，疗程不得超过 2 周。

（4）不良反应：①少数患者服用可有食欲减退、恶心、腹泻等反应；②少数患者可有肾功能减退、血尿、少尿、听力减退、耳鸣或耳内饱满感（耳毒性）；③偶有皮疹、荨麻疹等过敏反应；④偶见有正铁血红蛋白血症引起缺氧。

（5）注意事项：①患者如有消瘦、贫血或大便隐血阳性等明显的警戒症状，应及时去医院做详细检查；②第 8 对脑神经损害、重症肌无力或帕金森病、肾功能损害患者慎用；③庆大霉素与其他氨基糖苷类抗生素有交叉耐药性和交叉过敏反应等；④对硫酸庆大霉素或其他氨基糖苷类抗生素、普鲁卡因过敏者禁用。

（6）药理作用：庆大霉素作用机制为抑制细菌蛋白质的合成，包括抑制幽门螺杆菌等；普鲁卡因可对损伤黏膜表面的神经末梢起封闭作用，能阻断病灶对中枢神经系统的刺激作用从而迅速缓解疼痛。

2. 妥布霉素滴眼液

（1）主要成分：每毫升含妥布霉素 3mg。

（2）适应证：本品适用于敏感细菌所致的外眼及附属器的局部感染。

（3）用法用量：滴于眼睑内。轻、中度感染，一次 1～2 滴，每 4 小时 1 次；重度感染，一次 2 滴，每小时 1 次。

（4）不良反应：偶见局部刺激症状，如眼睑灼痛或肿胀、结膜红斑等，罕见过敏反应。

（5）注意事项：①肾功能不全、肝功能异常、前庭功能或听力减退、失水、重症肌无力或帕金森病等患者，以及老年患者慎用；②氨基糖苷类抗生素可能存在交叉过敏,对一种氨基糖苷类抗生素过敏的患者,则禁用本品;③若出现过敏反应,应立即停药;④长期应用本品可能导致耐药菌过度生长,甚至引起真菌感染等;⑤由于本品具有潜在的肾毒性和耳毒性,故小儿和老年患者慎用;⑥本品滴眼后有少量被吸收进入全身血液循环,由于吸收部分中少量可穿过胎盘,也可分泌入乳汁,故孕妇慎用,哺乳期妇女使用本品期间宜暂停哺乳。

3. 曲咪新乳膏

(1)主要成分:每克含醋酸曲安奈德 1mg、硝酸咪康唑 10mg、硫酸新霉素 3 000 单位。

(2)适应证:用于湿疹、接触性皮炎、脂溢性皮炎、神经性皮炎、体癣、股癣及手足癣。

(3)用法用量:外用。直接涂擦于洗净的患处,一日 2～3 次。

(4)不良反应:①偶见过敏反应;②可见皮肤烧灼感、瘙痒、针刺感;③长期使用可使局部皮肤萎缩、色素沉着、多毛等。

(5)注意事项:①避免接触眼睛和其他黏膜(如口、鼻等);②用药部位如有烧灼感、红肿等情况应停药,并将局部药物洗净,必要时向医师咨询;③高血压、心脏病、骨质疏松症、肝功能不全者慎用;④孕妇及哺乳期妇女应在医师指导下使用;⑤因含激素而不得长期大面积使用,连续用药也不能超过 4 周,面部、腋下、腹股沟及外阴等皮肤细薄处连续用药不能超过 2 周,症状不缓解,请咨询医师等;⑥小儿如长期使用,须慎重。

(6)药理作用:本品所含硝酸咪康唑为广谱抗真菌药,对某些革兰氏阳性菌也有抗菌作用;醋酸曲安奈德为糖皮质激素类药物,外用具有抗炎、抗过敏及止痒作用;新霉素对多种革兰氏阳性菌和阴性菌有效。

三、大环内酯类抗生素

大环内酯类抗生素(macrolide antibiotics)是指链霉菌产生的广谱抗生素,具有基本的内酯环结构,对革兰氏阳性菌和革兰氏阴性菌均有效,尤其对支原体、衣原体、军团菌、螺旋体和立克次体有较强的作用。常见药如下:

1. 红霉素软膏

(1)主要成分:每克含红霉素 10mg。

(2)适应证:用于脓疱疮等化脓性皮肤病、小面积烧伤[用于程度较轻的烧伤(Ⅰ度或浅Ⅱ度)]、溃疡面的感染和寻常痤疮。

(3)用法用量:局部外用。取本品适量,涂于患处,一日 2 次。

(4)不良反应:偶见刺激症状和过敏反应。

（5）注意事项：①避免接触眼睛和其他黏膜（如口、鼻等）；②用药部位如有烧灼感、瘙痒、红肿等情况应停药，并将局部药物洗净，必要时向医师咨询；③孕妇及哺乳期妇女应在医师指导下使用等；④对红霉素过敏者禁用。

2. 红霉素眼膏

（1）主要成分：每克含红霉素 5mg。

（2）适应证：用于沙眼、结膜炎、睑缘炎及眼外部感染。

红霉素眼膏在临床上应用广泛，尤其在眼部、鼻腔和皮肤疾病方面，一是红霉素具有抗菌作用，二是眼膏中所含有的羊毛脂、凡士林、液体石蜡有润滑、保湿以及隔离的效果。除治疗眼部疾患外，还可用于鼻出血、鼻前庭炎或湿疹、鼻中隔糜烂、口腔溃疡、口角炎、手指外伤、尿布疹、肛裂、外耳炎和尿道炎等。

（3）用法用量：涂于眼睑内。一日 2～3 次，最后一次宜在睡前使用。

（4）不良反应：偶见眼睛疼痛，视力改变，持续性发红或刺激感等过敏反应。

（5）注意事项：①用前应洗净双手；②使用后应拧紧瓶盖，以免污染药品等。其他注意事项、药理作用等同红霉素软膏。

3. 阿奇霉素分散片

（1）主要成分：每片含阿奇霉素 0.25g。

（2）适应证：①化脓性链球菌引起的急性咽炎、急性扁桃体炎；②敏感菌引起的鼻窦炎、急性中耳炎、急性支气管炎、慢性支气管炎急性发作；③肺炎链球菌、流感嗜血杆菌以及肺炎支原体所致的肺炎；④沙眼衣原体及非多种耐药淋病奈瑟菌所致的尿道炎和宫颈炎；⑤敏感菌引起的皮肤软组织感染。

（3）用法用量：本品为分散片，可直接口服或吞服，或将本品适量投入100ml 水中，振摇分散后口服。在饭前 1 小时或饭后 2 小时服用（因食物可减少此药吸收）。用量遵医嘱或按说明书。

（4）不良反应：不良反应中消化道反应占大多数，主要症状包括厌食、便秘、消化不良、腹胀、呕吐或腹泻、伪膜性肠炎、胰腺炎、口腔念珠菌病等，肝功能异常、肝炎、胆汁淤积性黄疸等；神经系统症状包括头晕或眩晕、头痛和嗜睡等。

（5）注意事项：①轻度肾功能不全患者不需作剂量调整，较严重肾功能不全患者使用阿奇霉素时应慎重；②以前使用阿奇霉素后有胆汁淤积性黄疸或肝功能不全病史的患者禁用；③使用中可能出现非敏感菌包括真菌所致的二重感染；④对阿奇毒素等大环内酯类药物过敏者禁用，用药期间如果发生过敏反应，应立即停药，并采取适当措施；⑤治疗期间，若患者出现腹泻症状，应考虑假膜性肠炎发生，如果诊断确立，应采取相应治疗措施，包括维持水、电解质平衡，补充蛋白质等；⑥阿奇霉素可穿过动物胎盘，在孕妇中使用须权衡利弊；⑦哺乳期妇女在使用时须谨慎考虑。

4. 克拉霉素胶囊

（1）主要成分：每粒含克拉霉素 0.25g。

（2）适应证：适用于对克拉霉素敏感菌所引起的感染，①鼻咽感染，如扁桃体炎、咽炎、鼻窦炎；②下呼吸道感染，如急性支气管炎、慢性支气管炎急性发作和肺炎；③皮肤及软组织感染，如脓疱病、丹毒、毛囊炎、疖和伤口感染；④急性中耳炎、支原体肺炎，沙眼衣原体引起的尿道炎及宫颈炎等；⑤军团菌感染，或与其他药物联合用于鸟分枝杆菌、幽门螺杆菌感染的治疗。

（3）用法用量：口服。一次 1 粒，一日 2 次。

（4）不良反应：①主要有口腔异味，腹痛、腹泻、恶心、呕吐等胃肠道反应，头痛等；②可能发生过敏反应，轻者为药疹、荨麻疹，重者为过敏及史 - 约综合征或毒性表皮坏死松解症；③曾有发生短暂性中枢神经系统的副作用报告，包括眩晕、头昏、焦虑、失眠、噩梦、耳鸣、意识模糊和幻觉；④偶见肝毒性、艰难梭菌引起的假膜性肠炎。

（5）注意事项：①对大环内酯类抗生素过敏者禁用；②孕妇及哺乳期妇女禁用；③严重肝功能损害者、水电解质紊乱患者、服用特非那定治疗者禁用；④某些心脏病（包括心律失常、心动过缓 Q-T 间期延长、缺血性心脏病、充血性心力衰竭等）患者禁用；⑤中度至重度肾功能损害者慎用；⑥本品与红霉素及其他大环内酯类药物之间有交叉过敏反应和交叉耐药性；⑦可能会出现真菌或耐药菌导致的二重感染；⑧本品可空腹口服，也可与食物或牛奶同服，与食物同服不影响其吸收等。

四、四环素类抗生素

四环素类抗生素（tetracycline-antibiotic）是由放线菌产生的一类广谱抗生素，包括金霉素、土霉素、四环素及半合成衍生物美他环素、多西环素、米诺环素等，其结构均含并四苯基本骨架，广泛用于多种细菌及立克次体、衣原体、支原体等所致的感染。常见药如下：

1. 盐酸四环素片

（1）主要成分：每片含盐酸四环素 0.25g。

（2）适应证：①应用于立克次体病（流行性斑疹伤寒、地方性斑疹伤寒等）、支原体属感染、衣原体属感染（鹦鹉热、性病等）、回归热、布鲁菌病、霍乱、兔热病、鼠疫、软下疳等;②还可用于对青霉素类过敏的破伤风、梅毒、淋病和钩端螺旋体病等患者。

（3）用法用量:口服。成人一次 1~2 片,每 6 小时 1 次。8 岁以上儿童每日 25~50mg/kg,每 6 小时 1 次。疗程一般为 7~14 日,支原体肺炎、布鲁菌病需 3 周左右。

（4）不良反应:①胃肠道症状如恶心、呕吐、上腹不适、腹胀、腹泻等,偶可引起胰腺炎、食管炎和食管溃疡的报道,多发生于服药后立即卧床的患者;②本品可致肝、肾毒性等;③有过敏反应,偶有过敏性休克和哮喘发生;④有光敏反应(是指患者在服用或局部使用某些药物后暴露于日光产生的不良反应),一旦皮肤有红斑应立即停药;⑤血液系统偶可引起溶血性贫血、血小板减少、中性粒细胞减少和嗜酸性粒细胞减少;⑥中枢神经系统偶可致良性颅内压增高,可表现为头痛、呕吐、视神经盘水肿等;⑦长期应用本品可发生耐药菌和真菌等引起的消化道、呼吸道和尿路感染等二重感染,严重者可致败血症;⑧四环素类抗生素的应用可使人体内正常菌群减少,导致维生素 B 缺乏、真菌繁殖,出现口干、咽炎、口角炎、舌炎、舌苔色暗或变色等。

（5）注意事项:①各种四环素类药物间可产生交叉过敏反应;②长期用药期间应定期随访检查血常规以及肝、肾功能;③原有肝病者、肾功能损害者不宜应用此类药物等;④本品宜空腹口服,以避免食物对吸收的影响(如食物中的钙、铁等);⑤应用本品时应饮用足量水(约 240ml),避免消化道溃疡和减少胃肠道刺激症状;⑥由于目前常见致病菌对四环素类药物的耐药现象较严重,仅在病原菌对本品呈现敏感时,方有指征选用该类药物;⑦因四环素类抗生素对钙、铁、锌等金属离子的络合作用等,故孕妇和 8 岁以下儿童不宜应用;⑧因可自乳汁分泌,哺乳期妇女禁用或使用期间暂停哺乳;⑨老年患者需调整剂量或慎用。

2. 盐酸金霉素眼膏

（1）主要成分:每克含盐酸金霉素 10mg。

（2）适应证:用于细菌性结膜炎、睑腺炎及细菌性眼睑炎。也用于治疗沙眼。

（3）用法用量:涂于眼睑内。一日 1~2 次,最后一次宜在睡前使用。

（4）不良反应:①轻微刺激感;②偶见过敏反应,出现充血、眼痒、水肿等症状。

（5）注意事项:①本品仅限眼部使用;②涂眼前,注意清洁双手,管口勿接触手和眼睛,防止损伤和污染;③本品不宜长期连续使用,使用 5 日症状未缓解,应停药就医;④若出现充血、眼痒、水肿等症状,应停药就医。

五、氯霉素类抗生素

氯霉素类抗生素（chloramphenicol antibiotics）是由委内瑞拉链霉菌中分离提取的广谱抗生素。对许多需氧革兰氏阳性菌和革兰氏阴性菌，厌氧的拟杆菌、立克次体、衣原体及菌质体都有抑制作用，尤其对沙门菌属、流感嗜血杆菌和拟杆菌属等有良好的抗菌能力。但不久即发现少数患者应用氯霉素后出现再生障碍性贫血。这是一种因药物造成的患者骨髓造血功能障碍的严重并发症，因此该药在临床的广泛应用受到限制。常见药主要有：

氯霉素滴眼液

（1）主要成分：每毫升含氯霉素2.5mg。

（2）适应证：用于沙眼、结膜炎、角膜炎、眼睑缘炎等。现有资料显示氯霉素滴眼液还可用于口腔溃疡和尿路感染等。

（3）用法用量：滴于眼睑内。一次1～2滴，一日3～5次。

（4）不良反应：①偶见眼睛疼痛、视力改变、持续性发红或刺激感；②口腔苦味（属氯霉素物理特性，故氯霉素又名苦霉素）；③偶见儿童使用后出现再生障碍性贫血。

（5）注意事项：①使用后应将瓶盖拧紧，不要使瓶口接触到皮肤以免污染；②滴眼时瓶口勿接触眼睛；③如使用3～4日不见症状改善，应停止使用并向医师咨询；④出现不良反应也应立即停止使用等；⑤本品虽是局部用药，但因氯霉素具有严重的骨髓抑制作用，故孕妇及哺乳期妇女慎用；⑥新生儿和早产儿禁用，小儿慎用；⑦老年患者慎用；⑧对本品过敏者禁用。

六、其他类

常见药如下：

1. 林可霉素利多卡因凝胶

（1）主要成分：每克含林可霉素5mg、利多卡因4mg。

（2）适应证：①用于轻度烧伤[用于程度较轻的烧伤（Ⅰ度或浅Ⅱ度）]、创伤及蚊虫叮咬引起的各种皮肤感染；②还可用于下肢溃疡或皮肤溃烂等。

（3）用法用量：外用。适量涂搽患处，一日2～3次。

（4）不良反应：偶见皮肤刺激如烧灼感，或过敏反应如皮疹、瘙痒等。

（5）注意事项：①本品不宜大面积长期使用；②避免接触眼睛和其他黏膜（如口、鼻等）；③用药部位如有烧灼感、红肿等情况应停药，并将局部药物洗净，必要时向医师咨询等；④1月龄以下婴儿禁用；⑤对本品过敏者禁用。

（6）药理作用：林可霉素作用机制为抑制菌体蛋白质合成；利多卡因为局部麻醉剂，外用具有止痛、止痒作用。

2. 克林霉素磷酸酯凝胶

（1）主要成分：每克含克林霉素 10mg。

（2）适应证：对痤疮丙酸杆菌具有较好的抗菌活性，用于治疗寻常痤疮。

（3）用法用量：局部外用。用温水洗净患处，轻轻擦干后，取适量凝胶在患处涂一薄层，每日早晚各 1 次。

（4）不良反应：可引起皮肤干燥、局部刺激、皮疹等过敏反应。偶见胃肠不适及腹泻。

（5）注意事项：①本品局部吸收后，也可能引起腹泻，此时应立即停药；②有肠炎、溃疡性结肠病史者禁用；③避免接触眼睛和其他黏膜（如口、鼻等），若误进眼睛，应以清水彻底冲洗；④用药部位如有烧灼感、瘙痒、红肿等情况应停药，并将局部药物洗净；⑤孕妇不宜使用；⑥哺乳期妇女若使用本品，应暂停哺乳；⑦新生儿禁用。

第三节　合成抗菌药

合成抗菌药是用化学合成方法制成的抗菌药，主要包括喹诺酮类、磺胺类、硝基呋喃类和硝基咪唑类等。

一、喹诺酮类抗菌药

喹诺酮类是人工合成的含 4- 喹诺酮基本结构的抗菌药，按发现和合成先后顺序及其抗菌性能的不同，分为四代。

第一代：萘啶酸，吸收差，毒性大，作用弱，已被淘汰。

第二代：吡哌酸，因尿中浓度高，只用于泌尿系统和消化系统感染。抗菌谱窄，血药浓度低，现已不用。

第三代：氟喹诺酮类如诺氟沙星、环丙沙星、氧氟沙星、左氧氟沙星、洛美沙星等。除对革兰氏阴性菌，如大肠埃希菌、变形杆菌、伤寒杆菌、沙门菌属、志贺菌属的部分菌株等作用进一步增强外，对铜绿假单胞菌也有效，且抗菌谱扩大到金黄色葡萄球菌、肺炎链球菌、溶血性链球菌、肠球菌等革兰氏阳性球菌、衣原体、支原体、军团菌及结核分枝杆菌。

第四代：莫西沙星、加替沙星，抗菌谱进一步扩大，对部分厌氧菌、革兰氏阳性菌和铜绿假单胞菌的抗菌活性明显提高。

常见药如下：

1. 诺氟沙星胶囊

（1）主要成分：每粒含诺氟沙星 0.1g。

（2）适应证：适用于敏感菌所致的尿路感染、淋病、前列腺炎、肠道感染和伤寒及其他沙门菌感染。

（3）用法用量：口服。用量遵医嘱或按说明书。

（4）不良反应：①胃肠道反应较为常见，可表现为腹部不适或疼痛、腹泻、恶心或呕吐；②中枢神经系统反应可有头昏、头痛、嗜睡或失眠；③过敏反应有皮疹、皮肤瘙痒，偶可发生渗出性多性红斑及血管神经性水肿；④少数患者有光敏反应等。

（5）注意事项：①本品宜空腹服用；②为避免结晶尿的发生，宜多饮水，每次 250ml，保持 24 小时排尿量在 1 200ml 以上；③尿碱化剂（如碳酸氢钠等）可减少本品在尿中的溶解度，导致结晶尿和肾毒性，故不宜合用；④肝肾功能减退者、癫痫患者及癫痫病史者等应权衡利弊使用；⑤葡萄糖 -6- 磷酸脱氢酶缺乏患者服用本品，极个别可能发生溶血危险；⑥重症肌无力患者服用本品可致重症肌无力症状加重，呼吸肌无力而危及生命；⑦对喹诺酮类药过敏的患者禁用本品；⑧因络合钙离子等，故孕妇、哺乳期妇女及 18 岁以下患者禁用；⑨老年患者常有肾功能减退，需减量应用。

2. 盐酸左氧氟沙星片

（1）主要成分：每片含左氧氟沙星 0.1g、0.2g 或 0.5g。

（2）适应证：本品适用于敏感细菌引起的下列轻、中度感染，呼吸系统感染；泌尿、生殖系统感染；皮肤软组织感染；肠道感染；败血症、粒细胞减少及免疫功能低下患者的各种感染等。

（3）用法用量：口服。用量遵医嘱或按说明书。

其他不良反应、特殊人群用药及注意事项等与诺氟沙星胶囊类似。

此外，左氧氟沙星制剂还包括：左氧氟沙星滴眼液、左氧氟沙星凝胶、左氧氟沙星眼用凝胶等。

二、磺胺类抗菌药

磺胺类抗菌药（antimicrobial sulfonamides）是指具有对氨基苯磺酰胺结构的一类药物的总称，是一类用于预防和治疗细菌感染性疾病的化学治疗药物。磺胺药是现代医学中常用的一类抗菌药，具有抗菌谱广、可以口服、吸收较迅速，有的（如磺胺嘧啶）能通过血脑屏障渗入脑脊液、较为稳定、不易变质等优点。临床常用的磺胺类药物都是以对氨基苯磺酰胺（简称磺胺）为基本结构、经人工合成的衍生物，多为广谱抑菌药。常见药如下：

1. 颠茄磺苄啶片

（1）主要成分：每片含磺胺甲噁唑 0.4g、甲氧苄啶 0.08g、颠茄流浸膏 0.008g。另有小儿用颠茄磺苄啶片。

（2）适应证：用于痢疾杆菌引起的慢性菌痢和其他敏感致病菌引起的肠炎等。

（3）用法用量：口服。一次 2 片，第 1 日服 3 次，以后一日 2 次。1～5 日为一个疗程。

（4）不良反应：①过敏反应较为常见，如剥脱性皮炎、光敏反应、药物热等，偶见过敏性休克；②血液系统不良反应，如中性粒细胞减少或缺乏症、血小板减少症及再生障碍性贫血等；③高胆红素血症和新生儿核黄疸；④肝肾损害，如黄疸、结晶尿、血尿和管型尿等，可多饮水，加服碳酸氢钠，以防之；⑤恶心、呕吐、胃纳减退、腹泻、头痛、乏力等消化系统反应；⑥中枢神经系统毒性反应偶可发生，表现为精神错乱、定向力障碍、幻觉、欣快感或抑郁感；⑦口干、视力模糊、心率加快、皮肤潮红、眩晕等。

（5）注意事项：①对磺胺甲噁唑（SMZ）和甲氧苄啶（TMP）过敏者禁用；②巨幼红细胞贫血患者、孕妇及哺乳期妇女、新生儿及小于 2 月龄的婴儿、重度肝肾功能损害者禁用（因含磺胺类药物）；③青光眼和眼压高患者、心动过速患者、前列腺肥大患者、幽门梗阻患者等禁用（因含颠茄）；④胃与十二指肠溃疡及心力衰竭患者慎用；⑤交叉过敏反应存在于磺胺类抗菌药、磺脲类降血糖药、碳酸酐酶抑制药、呋塞米、砜类、噻嗪类利尿药之间。

2. 磺胺醋酰钠滴眼液

（1）主要成分：每毫升含磺胺醋酰钠 0.15g。

（2）适应证：用于结膜炎、睑缘炎，也可用于沙眼衣原体感染的辅助治疗。

（3）用法用量：外用。滴眼，一次 1～2 滴，一日 3～5 次。

（4）不良反应：偶见眼睛刺激或过敏反应。

（5）注意事项：①滴眼时瓶口勿接触眼睛；②使用后应将瓶盖拧紧，以免污染药品；③用药部位如有烧灼感、瘙痒、红肿等情况应停药，并将局部药物洗净，必要时向医师咨询。

三、硝基呋喃类抗菌药

硝基呋喃类抗菌药是一种人工合成的抗菌药。硝基呋喃类药物抗菌谱广，且不易产生耐药性，对多种细菌的抑菌浓度为 5～10mg/L，主要用于治疗尿路感染。临床常用的硝基呋喃类药物都是以 5- 硝基 -2- 取代呋喃为基本结构、经人工合成的衍生物，主要有呋喃妥因、呋喃唑酮和呋喃西林。对本类药物过敏者禁用。常见药如下：

1. 呋喃妥因肠溶片

（1）主要成分：每片含呋喃妥因 50mg。

（2）适应证：用于对其敏感的大肠埃希菌、肠球菌属、葡萄球菌属以及克雷伯菌属、肠杆菌属等细菌所致的急性单纯性下尿路感染，也可用于尿路感染的预防。

（3）用法用量：口服。成人一次 1～2 片，一日 3～4 次。

（4）不良反应：①恶心、呕吐、食欲缺乏和腹泻等胃肠道反应较常见；②皮疹、药物热、粒细胞减少、肝炎等变态反应亦可发生，③有葡萄糖 -6- 磷酸脱氢酶缺乏者尚可发生溶血性贫血，应慎用，且 1 月龄以内的新生儿及足月孕妇禁用，哺乳期妇女使用则停止哺乳；④头痛、头昏、嗜睡、肌痛、眼球震颤等神经系统不良反应偶可发生；⑤偶可引起发热、咳嗽、胸痛等急性肺炎表现。

（5）注意事项：①呋喃妥因宜与食物同服，以减少胃肠道刺激；②疗程应至少 7 日，或继续用药至尿中细菌清除 3 日以上；③周围神经病变患者、肺部疾病患者、老年人应慎用等。

（6）药理作用：抗菌作用机制为干扰细菌体内氧化还原酶系统，从而阻断其代谢过程。

2. 呋喃唑酮片

（1）主要成分：每片含呋喃唑酮 0.1g。

（2）适应证：本品仅用于难以根除的幽门螺杆菌感染。

（3）用法用量：口服。成人一次 1 片，一日 3～4 次。

（4）不良反应：①主要有恶心、呕吐、腹泻、头痛、头晕、肛门瘙痒、哮喘、直立性低血压、低血糖、黄疸等；②葡萄糖 -6- 磷酸脱氢酶缺乏的患者使用本品容易发生溶血性贫血（应禁用）及（随剂量增加易引起）多发性神经炎等。

（5）注意事项：①一般不宜用于溃疡病或支气管哮喘患者；②口服本品期间饮酒，则可引起双硫仑样反应；③动物实验显示呋喃唑酮对动物有致癌风险；④孕妇及哺乳期妇女禁用；⑤ 14 岁以下儿童禁用。

（6）药理作用：同"呋喃妥因肠溶片"。

3. 呋麻滴鼻液

（1）主要成分：每毫升含呋喃西林 0.2mg、盐酸麻黄碱 10mg。

（2）适应证：本品用于缓解急、慢性鼻炎的鼻塞症状。

（3）用法用量：滴鼻用。一次1～3滴，一日3～4次。

（4）不良反应：偶见一过性轻微烧灼感、干燥感、头痛、头晕、心率加快，长期使用可致心悸、焦虑不安、失眠。

（5）注意事项：①鼻腔干燥、萎缩性鼻炎患者禁用；②因含麻黄碱，故运动员慎用；③小儿、孕妇、运动员，以及冠心病、高血压、甲状腺功能亢进、糖尿病、闭角型青光眼患者均慎用；④频繁使用可产生"反跳"现象，出现更为严重的鼻塞，长期使用可造成鼻黏膜损伤。

（6）药理作用：本品中呋喃西林干扰细菌的糖代谢过程和氧化酶系统而发挥抑菌或杀菌作用；盐酸麻黄碱为拟肾上腺素药，可收缩鼻黏膜血管，缓解鼻黏膜充血、水肿、鼻塞。

四、硝基咪唑类抗菌药

甲硝唑、替硝唑和奥硝唑分别为第一代、第二代和第三代硝基咪唑类抗微生物药物，作用机制目前认为可能是通过其分子中的硝基，在无氧环境中还原成氨基或通过自由基的形成，导致微生物死亡。近年来，甲硝唑临床应用范围越来越广，为适应临床需要，相继研制和开发了一些新的外用制剂，如复方甲硝唑栓、双唑泰栓、甲硝唑凝胶等，并取得了较好的临床效果。此类药物可抑制乙醇代谢，引起类似双硫仑样反应，故用药期间应戒酒。

常见药——甲硝唑片

（1）主要成分：每片含甲硝唑0.2g。

（2）适应证：①用于治疗肠道（包括阿米巴痢疾）和肠外阿米巴病（如阿米巴肝脓肿、胸膜阿米巴病等）；②还可用于治疗阴道滴虫病、小袋虫病和皮肤利什曼病、麦地那龙线虫感染等；③目前还广泛用于厌氧菌感染的治疗。

（3）用法用量：口服。成人肠道阿米巴病，一次2～3片，一日3次；滴虫病，一次1片，一日4次；厌氧菌感染，一次1～2片，一日3次。

（4）不良反应：①消化道反应最为常见，包括恶心、食欲减退、呕吐、腹泻、腹部不适、味觉改变、口干、口腔金属味等；②中枢神经系统症状有头痛、眩晕、共济失调和精神错乱等；③少数病例发生潮红、瘙痒、膀胱炎、排尿困难等，均属可逆性，停药后自行恢复；④其他包括过敏反应（如皮疹、荨麻疹等）、白细胞减少、血小板减少和可逆性中性粒细胞减少等。

（5）注意事项：①对临床诊断有干扰；②原有肝肾疾病患者剂量应减少、延长给药间隔时间等；③有活动性中枢神经系统疾病患者和血液病者禁用；④孕妇及哺乳期妇女禁用。

（6）药理作用：①可抑制阿米巴原虫的氧化还原反应，使原虫氮链发生断裂；②本品有强大的杀灭滴虫的作用，其机制未明；③甲硝唑对厌氧微生物有杀灭作用，它在人体中还原生成的代谢物也具有抗厌氧菌作用，抑制细菌脱氧核糖核酸的合成，从而干扰细菌的生长、繁殖，最终致细菌死亡。

第四节　其他抗菌药

其他抗菌药包括高锰酸钾、鱼石脂、硫软膏或复方硫黄软膏、碘酊等。常见药如下：

1. 高锰酸钾外用片

（1）主要成分：每片含高锰酸钾 0.1g。

（2）适应证：用于急性皮炎或急性湿疹的湿敷，特别是伴继发感染的湿敷，清洗小面积溃疡。

（3）用法用量：用于急性皮炎和急性湿疹时，临用前配制成 1∶4 000 溶液（取 0.1g/ 片加水 400ml），用消毒药棉或纱布润湿后敷于患处，渗出液多时，可直接将患处浸入溶液中药浴。用于清洗小面积溃疡时，临用前配制成 1∶1 000 溶液（取 0.1g/ 片加水 100ml），用消毒棉签或棉签蘸取后清洗。

（4）不良反应：高浓度反复多次使用可引起腐蚀性灼伤。

（5）注意事项：①本品仅供外用，切忌口服；②本品水溶液易变质，故应临用前用温水配制，并立即使用；③配制时不可用手直接接触本品，以免被腐蚀或染色，切勿将本品误入眼中；④应严格按用法与用量使用，如浓度过高可损伤皮肤和黏膜；⑤长期使用，易使皮肤着色，停用后可逐渐消失；⑥用药部位如有灼烧感、红肿等情况，应停止用药，并将局部药物洗净；⑦不可与碘化物、有机物接触或并用，尤其是晶体，否则易发生爆炸。

（6）药理作用：本品为强氧化剂，对各种细菌、真菌等致病微生物有杀灭作用。

2. 鱼石脂软膏

（1）主要成分：每克含鱼石脂 0.1g。

（2）适应证：用于疖肿。

（3）用法用量：外用。一日 2 次，适量涂患处。

（4）不良反应：偶见皮肤刺激和过敏反应。

（5）注意事项：①不得用于皮肤破溃处；②避免接触眼睛和其他黏膜（如口、鼻等）；③连续使用一般不超过 1 周；④涂布部位如有灼烧感、瘙痒、红肿等,应停止用药,并将局部洗净。

(6)药理作用:本品为消毒防腐药,具有温和刺激性和消炎、防腐及消肿作用。

3. 硫软膏

(1)主要成分:每克含升华硫 0.1g。

(2)适应证:用于疥疮、头癣、痤疮、脂溢性皮炎、酒渣鼻、单纯糠疹、慢性湿疹。

(3)用法用量:外用。涂于洗净的患处,一日 1～2 次。对于疥疮,将药膏涂于颈部以下的全身皮肤,尤其是皮肤褶皱处,每晚 1 次,3 天为一疗程,换洗衣服、洗澡。必要时停用 3 天,再重复第二个疗程。

(4)不良反应:偶见皮肤刺激、瘙痒和烧灼感。

(5)注意事项:①本品浓度较高,对儿童刺激性大,应慎用;②不得与其他外用药物并用;③避免接触眼睛和其他黏膜(如口、鼻等);④用药部位如有烧灼感、红肿等情况应停药,并将局部药物洗净;⑤本品与其他治疗痤疮药膏、脱屑药、清洁剂、维甲酸以及其他含酒精的制剂并用,可增加对皮肤的刺激,使皮肤干燥;⑥不得与含汞(水银)制剂共用,否则易变质,且增加刺激性。

(6)药理作用:本品对疥虫、细菌、真菌有杀灭作用,并能除去油脂及软化表皮、溶解角质,其作用机制是硫黄与皮肤及组织分泌物接触后,生成硫化氢和连五硫酸等的结果。

4. 碘酊

(1)主要成分:每毫升含碘 20mg。

(2)适应证:用于皮肤感染和消毒。

(3)用法用量:外用。用棉签蘸取少量碘酊,由中心向外涂搽局部,消毒后再用 75% 酒精脱碘。

(4)不良反应:偶见过敏反应和皮炎。

(5)注意事项:①不宜用于破损皮肤、眼及口腔黏膜的消毒;②对碘过敏者禁用;③本品仅供外用,切忌口服,如误服中毒,应立即用淀粉糊或米汤灌胃,并送医院救治;④涂布部位如有灼烧感、瘙痒、红肿等情况,应停止用药,并将局部药物洗净;⑤不得与碱、生物碱、水合氯醛、苯酚、硫代硫酸钠、淀粉、鞣酸同用或接触;⑥因含有乙醇,与抗生素联合使用时应注意双硫仑样反应的发生。

(6)药理作用:本品为消毒防腐剂,其作用机制是使菌体蛋白质变性、死亡,对细菌、真菌、病毒均有杀灭作用。

5. 甲紫溶液

(1)主要成分:每毫升含甲紫 10mg。

（2）适应证：用于皮肤和黏膜的化脓性感染、白念珠菌引起的口腔炎，也用于烫伤、烧伤等。

（3）用法用量：外用。治疗黏膜感染，用1%水溶液外涂，一日2～3次；用于烧伤、烫伤，用0.1%～1%水溶液外涂。

（4）不良反应：对黏膜可能有刺激或引起接触性皮炎。

（5）注意事项：①面部有溃疡性损害时应慎用，因可造成皮肤着色；②治疗鹅口疮时，只在患处涂药，如将溶液咽下可造成食管炎、喉头炎；③涂药后不宜包封，大面积破损皮肤不宜使用，本品不宜长期使用；④哺乳期妇女乳房部位局部用药需防止婴儿经口吸入；⑤治疗婴儿口腔念珠菌病时，涂药后应暂时把婴儿面部朝下，以避免药物咽下的可能性。

第五节　抗真菌药

真菌感染可分为浅表真菌感染和深部真菌感染。前者主要由表皮癣菌、发癣菌和小孢霉菌等引起的头癣、足癣、指（趾）癣及体癣等；后者主要由真菌引起的深部组织和内脏器官感染，如肺、胃肠道、尿道等感染，严重者可引起心内膜炎、脑膜炎和败血症等。深部真菌感染多为念珠菌（70%～80%）和隐球菌所传播，侵犯内脏器官和血液系统。其发病率虽较浅表感染低，但危害性大、死亡率高。近年来，随着广谱抗菌药、抗肿瘤药、糖皮质激素、免疫抑制剂、导管插管、内镜检查的广泛应用以及心脏、器官移植等深部大手术的广泛开展，条件致病性深部真菌感染的发生率日益增加。

按使用方法不同，大致可将抗真菌药分为外用抗真菌药、内服抗真菌药和注射抗真菌药（如两性霉素B，注射用药在本书中不做介绍）。

外用抗真菌药有益康唑、咪康唑、酮康唑、特比萘芬、联苯苄唑、克霉唑等；内服抗真菌药有氟康唑、伊曲康唑等。

制霉素既可外用（如制霉素阴道栓和制霉菌素阴道泡腾片等），又可内服（如制霉素片）。

一、外用抗真菌药

常见药如下：

1. 酮康他索乳膏

（1）主要成分：每克含酮康唑10mg和丙酸氯倍他索0.25mg。

（2）适应证：主要用于皮肤浅表真菌感染，如手癣、足癣、体癣、股癣。

（3）用法用量：外用，取适量均匀涂擦患处，每日2次。疗程：一般体股癣连续用药2周，手癣连续用药3周为宜。

（4）不良反应：①常见红斑、灼热、瘙痒、刺痛或其他刺激症状，毛囊炎、皮肤萎缩变薄，毛细血管扩张、色素沉着以及继发感染等；②可见皮肤干燥、多毛、萎缩纹、对感染的易感性增加等；③长期用药可能引起皮质功能亢进症，表现为多毛、痤疮、满月脸、骨质疏松等症状；④偶可引起变态反应性皮炎。

（5）注意事项：①病毒性感染如疱疹、水痘等禁用；②小儿、孕妇及哺乳期妇女禁用；③避免接触眼睛和其他黏膜（如口、鼻等），不宜用于面部、腋下、腹股沟及外阴等皮肤细薄处；④股癣患者，勿穿紧贴内裤或化纤内裤，宜穿棉织宽松内裤；⑤足癣患者，浴后将皮肤擦干（特别是趾间皮肤），宜穿棉纱袜，每天更换，鞋应透气；⑥用药部位如有烧灼感、红肿等情况应停药，并将局部药物洗净；⑦为减少感染复发，应按规定疗程使用，但不能长期、大面积应用，亦不宜采用封包治疗。

（6）药理作用：酮康唑为抑制真菌细胞膜麦角甾醇的生物合成，影响细胞膜的通透性，抑制其生长。氯倍他索强效局部外用激素类药，具有抗炎、抗过敏、止痒和较强的收缩毛细血管作用。

复方酮康唑发用洗剂主要成分同酮康他索乳膏，用于治疗和预防多种真菌引起的感染，如头皮糠疹（头皮屑）、脂溢性皮炎和花斑癣（汗斑）。能迅速缓解由脂溢性皮炎和头皮糠疹引起的脱屑和瘙痒。

2. 曲安奈德益康唑乳膏

（1）主要成分：每克含硝酸益康唑10mg与曲安奈德1mg。

（2）适应证：①伴有真菌感染或有真菌感染倾向的皮炎、湿疹；②由皮肤癣菌、酵母菌和霉菌所致的炎症性皮肤真菌病，如手足癣、体癣、股癣、花斑癣；③尿布性皮炎；④念珠菌性口角炎；⑤甲沟炎；⑥由真菌、细菌所致的皮肤混合感染。

（3）用法用量：局部外用。取适量本品涂于患处，每日早晚各1次。治疗皮炎、湿疹时，疗程2~4周。治疗炎症性真菌性疾病应持续至炎症反应消退，疗程不超过4周。

（4）不良反应：①局部偶见过敏反应，如出现皮肤烧灼感、瘙痒、针刺感等；②长期使用时可出现皮肤萎缩、毛细血管扩张、色素沉着以及继发感染。

（5）注意事项：①避免接触眼睛和其他黏膜（如口腔内、鼻等）；②用药部位如有烧灼感、红肿等情况应停药，并将局部药物洗净，必要时向医师咨询；③不得长期大面积使用；④儿童、孕妇及哺乳期妇女应在医师指导下使用；

⑤连续使用不能超过 4 周,面部、腋下、腹股沟及外阴等皮肤细薄处连续使用不能超过 2 周,症状不缓解请咨询医师;⑥对本品过敏者、结核性皮肤损害患者、病毒性皮肤病(如疱疹、牛痘、水痘)患者禁用。

(6)药理作用:益康唑为抗真菌药,对皮肤癣菌、霉菌和酵母菌(如念珠菌)等有抗菌活性,对某些革兰氏阳性菌也有效。曲安奈德为糖皮质激素,具有抗炎、止痒及抗过敏作用。

3. 盐酸特比萘芬乳膏

(1)主要成分:每克含盐酸特比萘芬 0.15g。

(2)适应证:主要用于敏感真菌所致的手癣、足癣、体癣、股癣、花斑癣及皮肤念珠菌疾病等。

(3)用法和用量:外用。一日 2 次,涂患处,疗程 1~2 周,或遵医嘱。

(4)不良反应:偶见皮肤刺激如烧灼感,或过敏反应如皮疹、瘙痒等。

(5)药理作用:本品为广谱抗真菌药,能高度选择性抑制真菌麦角鲨烯环氧化酶,阻断真菌细胞膜形成过程中的麦角鲨烯环氧化反应,干扰真菌固醇的早期生物合成。

二、内服抗真菌药

常见药——伊曲康唑分散片

(1)主要成分:每片含伊曲康唑 0.1g。

(2)适应证:伊曲康唑分散片适用于治疗以下疾病,①念珠菌性阴道炎;②花斑癣、皮肤真菌病、真菌性角膜炎和口腔念珠菌病;③甲真菌病;④系统性真菌病等。

(3)用法用量:口服。为达到最佳吸收,应餐后立即服药,可加水分散均匀后口服,也可含于口中吮服或吞服。用量遵医嘱或按说明书。

(4)注意事项:①胃酸降低时,会影响本品吸收,因此应在服用伊曲康分散片至少 2 小时后,再服用酸中和药物(如碳酸氢钠等);②伊曲康唑绝大部分在肝脏代谢,肝功能异常者慎用,若持续用药超过 1 个月的患者及治疗过程中出现厌食、恶心、呕吐等患者,建议检查肝功能;③发生神经系统症状时应终止治疗;④对肾功能不全的患者,本品的排泄减慢,建议监测本品的血浆浓度以确定适宜的剂量;⑤育龄妇女使用本品时应采取适当的避孕措施;⑥孕妇禁用、哺乳期妇女不宜使用,儿童不宜使用。

(5)药理作用:本品可抑制真菌细胞膜麦角甾醇的合成,从而发挥广谱抗真菌效应。

第六节　抗病毒药

病毒是一种非细胞生物,主要由一个核酸(RNA 或 DNA)长链和蛋白质外壳构成,病毒没有自己的代谢机构和酶系统,因此病毒离开了宿主细胞,就不能独立自我繁殖。当病毒寄生在人体细胞时,常导致多种疾病,如呼吸道感染、疱疹、肝炎及眼部疾患等。常见药如下:

1. 阿昔洛韦分散片

(1)主要成分:每片含阿昔洛韦 0.1g。

(2)适应证:适用于由单纯疱疹病毒和水痘 - 带状疱疹病毒引起的皮肤、黏膜感染,如急性带状疱疹、初发和复发的生殖器疱疹及水痘。

(3)用法用量:口服。溶入水中饮用、含化或吞服。用量遵医嘱或按说明书。

(4)注意事项:①一旦疱疹症状与体征出现,应尽早给药;②脱水或已有肝肾功能不全者需慎用;③给药期间应给予患者充足的水,防止本品在肾小管内沉淀;④严重免疫功能缺陷者长期或多次应用本品治疗后可能引起单纯疱疹病毒和带状疱疹病毒对本品耐药等;⑤对阿昔洛韦过敏者禁用。

(5)药理作用:本品进入疱疹病毒感染的细胞后,与脱氧核苷竞争病毒胸苷激酶或细胞激酶,药物被磷酸化成活化型阿普洛韦三磷酸酯,抑制病毒复制。

2. 利巴韦林颗粒

(1)主要成分:每袋含利巴韦林 50mg。

(2)适应证:本品适用于呼吸道合胞病毒引起的病毒性肺炎与支气管炎,皮肤疱疹病毒感染。

(3)用法用量:开水冲服。用量遵医嘱或按说明书。

(4)注意事项:①肝肾功能异常者慎用;②严重贫血患者慎用,有地中海贫血、镰状细胞贫血患者不推荐使用利巴韦林;③有胰腺炎症状或明确有胰腺炎患者不可使用利巴韦林;④具有心脏病史或明显心脏病症状患者不可使用利巴韦林,如使用利巴韦林出现任何心脏病恶化症状,应立即停药并给予相应治疗;⑤利巴韦林对诊断有一定干扰,可引起血胆红素增高、血红蛋白降低,应定期进行血常规、血液生化、血红蛋白检查;⑥禁用于孕妇、有自身免疫性肝炎患者。

3. 磷酸奥司他韦胶囊

(1)主要成分:每粒含奥司他韦 75mg。

(2)适应证:①用于成人及 1 岁以上儿童的甲型和乙型流行性感冒治疗,

患者应在首次出现症状 48 小时以内使用；② 13 岁以上青少年的甲型和乙型流行性感冒的预防。

（3）用法用量：口服。可以与食物同服（可提高药物的耐受性）或分开服用。用量遵医嘱或按说明书。

（4）不良反应：恶心和呕吐、头痛和腹痛等。

（5）注意事项：①应对患者的自我伤害和谵妄事件等异常行为进行密切监测；②磷酸奥司他韦不能取代流行性感冒疫苗。

（6）药理作用：磷酸奥司他韦（前体）的活性代谢产物能够抑制甲型和乙型流行性感冒病毒的神经氨酸酶活性。

4. 盐酸金刚烷胺片

（1）主要成分：每片含盐酸金刚烷胺片 0.1g。

（2）适应证：用于帕金森病、帕金森综合征、药物诱发的锥体外系疾患，一氧化碳中毒后帕金森综合征及老年人合并有脑动脉硬化的帕金森综合征，也用于防治 A 型流行性感冒（简称流感）病毒所引起的呼吸道感染。

（3）用法用量：口服。用量遵医嘱或按说明书。

（4）不良反应：眩晕、失眠和神经质，恶心、呕吐、厌食、口干、便秘。偶见抑郁、焦虑、幻觉、精神错乱、共济失调，罕见惊厥。少见白细胞减少、中性粒细胞减少。

（5）注意事项：①有癫痫史、精神错乱、幻觉、充血性心力衰竭、肾功能不全、外周血管性水肿或直立性低血压的患者应在严密监护下使用本品；②治疗帕金森病时不应突然停药；③用药期间不宜驾驶车辆、操纵机械和高空作业；④每日最后一次服药时间应在下午 4 时前，以避免失眠；⑤孕妇、哺乳期妇女、癫痫患儿、麻疹流行期的小儿、新生儿和 1 岁以下婴儿禁用。

（6）药理作用：本品抗病毒的机制似与阻止甲型流感病毒穿入呼吸道上皮细胞，剥除病毒的外膜以及释放病毒的核酸进入宿主细胞有关，对已经穿入细胞内的病毒亦有影响其初期复制的作用。

思考题：

1. 何为双硫仑样反应？引起双硫仑样反应的抗菌药包括哪些？

2. 8 岁以下的儿童为什么不能使用四环素类抗菌药？

3. 18 岁以下人群为何不能使用喹诺酮类抗菌药？

第八章 | 维生素类及矿物质类药物

第一节　维生素类药物

维生素(vitamin)是维持人类健康所必需的微量的低分子有机化合物,绝大多数不能在体内合成,或者所合成的量难以满足机体的需要,必须由食物供给。

维生素共同特点:①大多存在于动植物中;②绝大多数不能在体内合成(维生素 D、K 等少数维生素除外);③这类物质既不能供给机体能量,也不是细胞构成成分,但在调节机体物质代谢和能量代谢过程中起重要作用。

维生素分类:维生素按溶解性可分为两大类,即脂溶性维生素和水溶性维生素。脂溶性维生素包括维生素 A、维生素 D、维生素 E 和维生素 K,它们能溶解在脂肪中,与脂肪共存共吸收而进入人体;长期大剂量使用易发生蓄积中毒,但脂溶性维生素的缺乏症状出现较缓慢。水溶性维生素包括维生素 C 和维生素 B 族(维生素 B_1、B_2、B_6、B_{12},烟酸、泛酸、叶酸、生物素等),它们能溶解在水里,伴随水分进入人体;因其水溶性好,故易从尿液中排泄,不易发生蓄积中毒,但水溶性维生素的缺乏症状出现则相对较快。

一、脂溶性维生素

1. 维生素 A　维生素 A 存在于动物来源的食物,如肝、奶、蛋黄等。植物中仅含有维生素 A 原,如 β- 胡萝卜素(1分子 β- 胡萝卜素在体内转化为2分子的维生素 A)和玉米黄素(1分子的玉米黄素在体内转化为1分子的维生素 A)等。

常见药——维生素 A 软胶囊

(1)主要成分:每粒含维生素 A 5 000 单位或 2.5 万单位。

(2)适应证:用于预防和治疗维生素 A 缺乏症,如夜盲症、眼干燥症、角膜软化症和皮肤粗糙等。

（3）用法用量：口服。用量与维生素 A 缺乏程度有关，应遵医嘱或按说明书。

（4）不良反应：按推荐剂量服用，无不良反应。①如一日 10 万单位以上、连服 6 个月可引起慢性中毒，表现为食欲缺乏、呕吐、腹泻、皮肤发痒、干燥和脱屑，颅内压增高等；②急性中毒（发生于成人一次大剂量，如 150 万单位摄入后 6 小时）可见异常激动、嗜睡、复视、颅内压增高等症状。

（5）注意事项：①不得超量服用，否则可致严重中毒，甚至死亡，以 6 个月～3 岁的婴幼儿发生率最高；②慢性肾功能减退时慎用；③维生素 A 过多患者禁用；④如服用过量或出现严重不良反应，应立即就医。

（6）药理作用：维生素 A 具有维持上皮组织如皮肤、结膜、角膜等正常功能的作用，参与体内许多氧化过程，尤其是不饱和脂肪酸的氧化。维生素 A 不足时，则骨骼生长不良，生殖功能衰退，上皮组织过度角化，皮肤粗糙、干燥，眼结膜表层角化、脱屑，引起眼干燥症及角膜软化。

2. 维生素 D 维生素 D 是抗佝偻病维生素的总称。目前已知至少有 10 种，其中最重要的是维生素 D_2（又名麦角骨化醇）和维生素 D_3，维生素 D_2 较维生素 D_3 多一双键，故较维生素 D_3 不稳定，贮存时露置日光下维生素 D_2 可失去抗佝偻病的作用。人体皮肤下面的 7- 脱氢胆固醇在阳光中紫外线照射下可转变成维生素 D。

常见药——维生素 D 滴剂

（1）主要成分：每粒含维生素 D_3 400 单位。

（2）适应证：用于预防和治疗维生素 D 缺乏症，如佝偻病等。

（3）用法用量：口服。成人与儿童一日 1～2 粒（400～800 个单位的维生素 D_3）。

（4）不良反应：长期过量服用，可出现中毒，早期表现为骨关节疼痛、肿胀、皮肤瘙痒、口唇干裂、发热、头痛、呕吐、便秘或腹泻、恶心等。

（5）注意事项：①动脉硬化、心功能不全、高胆固醇血症、高磷血症、对维生素 D 高度敏感及肾功能不全患者慎用；②维生素 D 增多症、高钙血症、高磷血症伴肾性佝偻病患者禁用；③婴儿应在医师指导下使用；④必须按推荐剂量服用，不可超量服用。

（6）药理作用：维生素 D 可参与钙和磷的代谢，促进其吸收，并对骨质形成有重要作用。

3. 鱼肝油 是从鲛类动物等无毒海鱼肝脏中提取的一种脂肪油，内含丰富的活性物质，如维生素 A 和 D，在此基础上还可添加其他药物制成鱼肝油乳供不同人群使用。

常见药——三维鱼肝油乳

（1）主要成分：每克含鱼肝油 10mg、维生素 A 62 单位、维生素 D_3 6.5 单位、维生素 C 1.54mg。

（2）适应证：用于预防和治疗因成人维生素 A 及 D、C 缺乏所引起的各种疾病，如夜盲症、眼干燥症、角膜软化症、佝偻病、软骨病。

（3）用法用量：口服。预防，成人一次 10ml，一日 3 次，以温开水调服；治疗，成人一次 30~40ml，一日 3 次，以温开水调服，服用 1~2 周后剂量可减至一次 10ml，一日 3 次。

（4）不良反应：偶见胃部不适。

（5）注意事项：①鱼肝油有成人及儿童型之分，应注意区分，不可超量服用；②如服用过量或出现严重不良反应，请立即就医；③补充维生素 A 或维生素 D 应采用预防量，必须按推荐剂量服用，不可超量服用，治疗剂量必须由医师确诊为维生素 A、维生素 D 缺乏症后，在医师指导下使用；④维生素 A 或维生素 D 过多症者禁用；⑤慢性肾衰竭、高钙血症、高磷血症伴肾性佝偻病患者禁用。

4. 维生素 E　多存在于植物组织中，如麦胚油，豆类及蔬菜等含量最丰富，是一类与生育有关的维生素总称，又因其化学结构的苯环上含有一个酚羟基，故本类化合物又称生育酚。

常见药——维生素 E 软胶囊

（1）主要成分：每粒含维生素 E 5mg、10mg、50mg 或 100mg。

（2）适应证：用于心脑血管疾病及习惯性流产、不孕症的辅助治疗。

（3）用法用量：口服。成人，一次 100mg，一日 2~3 次。

（4）不良反应：长期过量服用可引起恶心、呕吐、眩晕、头痛、视力模糊、皮肤皲裂、唇炎、口角炎、腹泻、乳腺肿大、乏力。

（5）注意事项：①本品为辅助治疗药，第一次使用本品前应咨询医师，治疗期间应定期到医院检查；②由于维生素 K 缺乏而引起的低凝血酶原血症患者慎用；③缺铁性贫血患者慎用。

（6）药理作用：本品参与体内一些代谢反应，能对抗自由基的过氧化作用，可抗衰老、保护皮肤，还能增强卵巢功能，防止习惯性流产。

5. 维生素 K　主要有维生素 K_1、维生素 K_2、维生素 K_3 和维生素 K_4，其中维生素 K_1 和维生素 K_3 多为注射液，维生素 K_4 为片剂，维生素 K_2 主要为保健食品。

常见药——维生素 K_4 片（醋酸甲萘氢醌片）

（1）主要成分：每片含醋酸甲萘氢醌 2mg、4mg 或 5mg。

（2）适应证：用于维生素 K 缺乏所致的凝血障碍性疾病。

（3）用法用量：口服。一次 2～4mg，一日 3 次。

（4）不良反应：口服后可引起恶心、呕吐等胃肠道反应。

（5）注意事项：①葡萄糖 -6- 磷酸脱氢酶缺乏者，补给维生素 K 时应特别谨慎；②肝功能损害时，维生素 K 的疗效不明显，凝血酶原时间极少恢复正常，如盲目使用大量维生素 K 治疗，反而加重肝损害；③肝素引起的出血倾向及凝血酶原时间延长，用维生素 K 治疗无效；④当患者因维生素 K 依赖因子缺乏而发生严重出血时，维生素 K 往往来不及在短时间生效，可先静脉滴注凝血酶原复合物、血浆或新鲜血；⑤肠道吸收不良患者，采用注射途径给药为宜。

（6）药理作用：维生素 K 作为羧化酶的辅酶参与凝血因子 Ⅱ、Ⅶ、Ⅸ、Ⅹ 的合成，从而产生止血作用。

二、水溶性维生素

1. 维生素 B_1　存在于米糠、麦麸、酵母等，此外还来源于人工合成，在体内吸收较慢，且易被硫胺酶破坏而失效。

常见药——维生素 B_1 片

（1）主要成分：每片含维生素 B_1 10mg。

（2）适应证：用于预防和治疗维生素 B_1 缺乏症，如脚气病、神经炎、消化不良等。

（3）用法用量：口服。成人，一次 1 片，一日 3 次。

（4）不良反应：推荐剂量的维生素 B_1 几乎无毒性，过量使用可出现头痛、疲倦、烦躁、食欲缺乏、腹泻、浮肿。

（5）注意事项：①不可超量服用；②如服用过量或出现严重不良反应，应立即就医。

（6）药理作用：维生素 B_1 参与体内辅酶的形成，能维持正常糖代谢及神经、消化系统功能。

2. 维生素 B_2　又称核黄素，是人体多种酶系统的重要辅基和组成成分，参与机体氧化还原反应及能量代谢，对碳水化合物、氨基酸和脂肪酸的代谢很重要。

常见药——维生素 B_2 片

（1）主要成分：每片含维生素 B_2 5mg。

（2）适应证：用于预防和治疗维生素 B_2 缺乏症，如口角炎、唇干裂、舌炎、阴囊炎、结膜炎、脂溢性皮炎等。

（3）用法用量：口服。成人，一次 1～2 片，一日 3 次。

（4）不良反应：在正常肾功能状态下几乎不产生毒性，服用后尿呈黄色，但不影响继续用药。

（5）注意事项：①本品宜饭后服用；②不可超量服用。

（6）药理作用：维生素 B_2 是辅酶的组成成分，参与糖、蛋白质、脂肪的代谢，维持正常的视觉功能和促进生长。

3. 维生素 B_4 是核酸的组成部分，参与核糖核酸（RNA）和去氧核糖核酸（DNA）的合成。

常见药——维生素 B_4 片

（1）主要成分：每片含维生素 B_4 10mg。

（2）适应证：用于防治各种原因引起的白细胞减少症、急性粒细胞减少症，尤其是肿瘤化学治疗和放射治疗以及苯中毒等引起的白细胞减少症。

（3）用法用量：口服。一次 1～2 片，一日 3 次。

（4）不良反应：推荐剂量下，未见明显不良反应。

（5）注意事项：①由于此药是核酸前体，应考虑是否有促进肿瘤发展的可能性，权衡利弊后选用；②孕妇慎用本品。

（6）药理作用：本品为升白细胞药。维生素 B_4 是核酸的组成部分，在体内参与 RNA 和 DNA 合成，当白细胞缺乏时，它能促进白细胞增生。

4. 维生素 B_6 包括吡多辛、吡哆醛和吡多胺，三者在机体内能相互转化，后二者为活性物质，系转氨酶系中的辅酶，起着传递氨基的作用。

常见药——维生素 B_6 片

（1）主要成分：每片含维生素 B_6 10mg。

（2）适应证：用于预防和治疗维生素 B_6 缺乏症，如脂溢性皮炎、唇干裂。也可用于减轻妊娠呕吐。

（3）用法用量：口服。成人，一日 1～2 片；儿童，一日 0.5～1 片。连用 3 周。

（4）不良反应：维生素 B_6 在肾功能正常时几乎不产生毒性，但长期、过量应用本品可致严重的周围神经炎，出现神经感觉异常、步态不稳、手足麻木。

（5）注意事项：①不可超量服用，用药 3 周后应停药；②如服用过量或出现严重不良反应，应立即就医等。

（6）药理作用：维生素 B_6 是辅酶的重要组成成分，参与糖、蛋白质、脂肪的正常代谢,并与白细胞、血红蛋白的生成有关。

5. 维生素 B_9　又称叶酸,在体内的活性形式为四氢叶酸,参与一碳代谢,是一碳代谢的重要中间体,可用于嘌呤、胸苷酸的合成及蛋氨酸循环途径中同型半胱氨酸的甲基化。

常见药——叶酸片

(1)主要成分:每片含叶酸 0.4mg 或 5mg。

(2)适应证:①各种原因引起的叶酸缺乏及叶酸缺乏所致的巨幼红细胞贫血;②孕妇、哺乳期妇女预防给药;③慢性溶血性贫血所致的叶酸缺乏。

(3)用法用量:口服。

贫血用药:①成人一次 5～10mg,一日 15～30mg,直至血常规恢复正常;②儿童一次 5mg,一日 3 次(或一日 5～15mg,分 3 次)。

预防用药:一次 0.4mg,一日 1 次。

(4)不良反应:不良反应较少,罕见过敏反应。长期用药可以出现畏食、恶心、腹胀等胃肠症状。大量服用叶酸时,可使尿呈黄色。

(5)注意事项:①口服大剂量叶酸,可以影响微量元素锌的吸收;②营养性巨幼红细胞贫血常合并缺铁,应同时补铁,并补充蛋白质及其他维生素 B 族;③恶性贫血及疑有维生素 B_{12} 缺乏的患者,不单独使用叶酸,因会加重维生素 B_{12} 的负担和神经系统症状;④维生素 B_{12} 缺乏引起的巨幼红细胞贫血不能单用叶酸治疗;⑤孕妇及哺乳期妇女可应用本品,儿童及老年人用药应遵医嘱。

6. 维生素 B_{12}　又称氰钴胺或钴胺素,存在于动物肝脏、鱼粉、蛋、乳、黄豆中,为造血过程的生物催化剂,能促进血液中有形物质的成熟。

常见药——维生素 B_{12} 片

(1)主要成分:每片含维生素 B_{12} 25μg。

(2)适应证:用于巨幼红细胞贫血。

(3)用法用量:口服。一日 1～4 片或隔日 2～8 片,分次服用或遵医嘱。

(4)注意事项:①使用维生素 B_{12} 治疗可使视神经萎缩迅速加剧,但采用羟钴胺则有所裨益;②维生素 B_{12} 可使血尿酸升高,可诱发痛风发作;③神经系统损害者,在诊断未明确前,不宜应用维生素 B_{12},以免掩盖亚急性联合变性的临床表现;④维生素 B_{12} 缺乏可同时伴有叶酸缺乏,如以维生素 B_{12} 治疗,宜同时补充叶酸;⑤维生素 B_{12} 治疗巨幼红细胞贫血,在起始 48 小时,宜查血钾,以便及时发现可能出现的严重低血钾。

7. 维生素 C　又称抗坏血酸,参与机体代谢,可帮助酶将胆固醇转化为胆酸而排泄;还可降低毛细血管的脆性及增强机体的免疫力。

常见药——维生素 C 片

(1)主要成分:每片含维生素 C 100mg。

(2)适应证:用于预防维生素 C 缺乏症,也可用于各种急慢性传染疾病及紫癜等的辅助治疗。

(3)用法用量:口服。

1)用于补充维生素 C:成人一日 1 片。

2)用于治疗维生素 C 缺乏症:成人一次 1~2 片,一日 3 次;儿童一日 1~3 片。至少服 2 周。

(4)不良反应:①长期服用一日 2~3g 可引起停药后维生素 C 缺乏症,故宜逐渐减量停药;②长期应用大量维生素 C 可引起尿酸盐、半胱氨酸盐或草酸盐结石;③过量服用(每日用量 1g 以上)可引起腹泻、皮肤红而亮、头痛、尿频(每日用量 600mg 以上)、恶心、呕吐、胃痉挛。

(5)注意事项:①不宜长期过量服用本品,否则突然停药有可能出现维生素 C 缺乏症;②本品可通过胎盘并分泌入乳汁,孕妇服用过量时,可诱发新生儿产生维生素 C 缺乏症;③下列情况应慎用,半胱氨酸尿症、痛风、高草酸盐尿症、草酸盐沉积、尿酸盐性肾结石、葡萄糖 -6- 磷酸脱氢酶缺乏症、血色病、铁粒幼细胞贫血或地中海贫血、镰状红细胞贫血、糖尿病(因维生素 C 干扰血糖定量)。

第二节 矿物质类药物

矿物质按其占体重的比例可分为常量元素和微量元素,常量元素在体内总重量大于体重的 0.01%,如钙、磷、钠、钾、氯、镁、硫等;微量元素在体内总重量小于体重的 0.01%,如铁、锌、硒、碘、锰、钼等。

一、补钙药

钙是人体必需的常量元素,正常人体钙总量约占人体体重的 2%,主要用于构成骨骼和牙齿。不同年龄阶段(如婴幼儿、青少年、成人和老年人)、性别、生理状况(如妊娠期和哺乳期等)所需量不相同,人体所需钙通常情况下可通过食物获得;晒太阳则有助于人体皮下 7- 脱氢胆固醇转变成维生素 D,从而促进钙的吸收。一旦供给不足或吸收欠佳,则可能导致人体钙的缺乏,需要依赖药物或保健食物进行钙的补充。

补钙药主要有碳酸钙、葡萄糖酸钙、醋酸钙、氨基酸螯合钙等。

常见药——葡萄糖酸钙口服溶液

（1）主要成分：每毫升含葡萄糖酸钙 100mg。

（2）适应证：本品为补钙剂，用于预防和治疗钙缺乏症，如骨质疏松、手足抽搐症、骨发育不全、佝偻病，以及儿童、孕妇和哺乳期妇女、绝经期妇女、老年人钙的补充。

（3）用法用量：口服。成人一次 10～20ml，一日 3 次。儿童一次 10ml，一日 2 次。

（4）不良反应：荨麻疹，面部斑丘疹，面部潮红，刺痒，咽喉充血，胸闷，便秘，过敏反应，恶心、呕吐，偶见腹泻。

（5）注意事项：①心肾功能不全者慎用；②高钙血症、高钙尿症患者禁用；③肾结石患者应在医师指导下使用；④不宜与洋地黄类药物合用。

（6）药理作用：本品参与骨骼的形成与骨折后骨组织的再建以及肌肉收缩、神经传递、凝血机制，并降低毛细血管的渗透性等。

二、补铁药

铁是构成人体血红蛋白和肌红蛋白的原材料，血红蛋白主要起运输氧和二氧化碳作用，而肌红蛋白主要起固定和贮存氧的作用。正常情况下，人体可以通过食物获得机体所需铁量，如动物性食物蚌肉、蛏子、鸡血、鸭血等，植物性食物如血红铆钉菇、藕粉、黑芝麻等含铁量均较高，而且动物性食物中铁的吸收率高于植物性食物、水果等中铁的吸收率；维生素 C 可以促进铁的吸收。

当膳食中铁的供给不足（包括相对不足——如孕妇和儿童对铁的需求更多或绝对不足）或机体吸收欠佳，则可能造成缺铁性贫血。目前补铁药主要包括硫酸亚铁、琥珀酸亚铁、葡萄糖酸亚铁、右旋糖酐铁等。

常见药——葡萄糖酸亚铁糖浆

（1）主要成分：每毫升含葡萄糖酸亚铁糖浆 25mg 或 30mg。

（2）适应证：用于缺铁性贫血。

（3）用法用量：口服。用量遵医嘱或按说明书。

（4）不良反应：①可见胃肠道不良反应，如恶心、呕吐、上腹疼痛、便秘；②本品可减少肠蠕动，引起便秘，并排黑便。

（5）注意事项：

1）不得长期使用：应在医师确诊为缺铁性贫血后使用，且治疗期间应定期检查血常规和血清铁水平。

2）下列情况慎用：酒精中毒、肝炎、急性感染、肠道炎症、胰腺炎、胃与十二指肠溃疡、溃疡性肠炎。

3）下列情况应禁用：①肝肾功能严重损害，尤其是伴有未经治疗的尿路感染者；②铁负荷过高、血色病或含铁血黄素沉着症患者；③非缺铁性贫血（如地中海贫血）患者。

4）其他注意事项：①本品不应与浓茶同服，可与维生素 C 同服以增加本品的吸收；②本品宜在饭后或饭时服用，以减轻胃部刺激等。

（6）药理作用：铁是红细胞中血红蛋白的组成元素。

三、补锌药

锌在人体内的生理功能：①与唾液蛋白形成味觉素，从而增进食欲，锌缺乏则可能导致厌食症和异食症等；②锌参与体内多种酶的组成，因而对维持机体正常代谢和促进生长发育有重要作用，儿童长期缺乏可能导致侏儒症；③锌可促进性器官正常发育和维持正常性机能，成人缺乏可能导致不育不孕症等；④锌还可以增加机体的 T 细胞数量和活力，从而提高机体的免疫能力，缺锌则免疫力低下，易于患病等；⑤此外，锌还可以增强黏膜的稳定性、保持黏膜的完整性，缺锌易患感冒等。

动物性食物是锌的主要来源，如畜禽肉及肝脏、蛋类、鱼、牛乳等含锌量较高，而蔬菜和水果含量相对较低。因此，严格的素食主义者易缺锌；挑食者（如不食或少食动物性食物者）亦易缺锌。

常见药——葡萄糖酸锌颗粒

（1）主要成分：每袋含葡萄糖酸锌颗粒 70mg。

（2）适应证：用于治疗缺锌引起的营养不良、厌食症、异食癖、口腔溃疡、痤疮、儿童生长发育迟缓等。

（3）用法用量：开水冲服。用量遵医嘱或按说明书。

（4）不良反应：有轻度恶心、呕吐、便秘等消化道反应。

（5）注意事项：①本品宜餐后服用以减少胃肠道刺激；②应在确诊为缺锌症时使用，如需长期服用，必须在医师指导下使用等。

（6）药理作用：锌为体内许多酶的重要组成成分，具有促进生长发育，改善味觉等作用。

四、补硒药

硒在体内主要参与硒蛋白的构成，而硒蛋白又参与多种酶的代谢活动，因此，硒缺乏容易导致酶合成障碍或酶活性降低，影响人体的正常生理功能。此外，硒蛋白在机体中的抗氧化作用对人体的健康具有重要意义。

缺硒可能导致克山病、大骨节病等地方性疾病，还与多种重大疾病有关，如癌症、心脑血管疾病、艾滋病和糖尿病等。

水产类和蛋乳类食物含硒量相对较高，为预防缺硒，建议增加这些食物的摄入量。

常见药——硒酵母胶囊

（1）主要成分：每粒含硒100μg。

（2）适应证：补硒药。用于低硒的肿瘤、肝病、心脑血管疾病或其他低硒引起的疾病。

（3）用法用量：口服。用量遵医嘱或按说明书。

（4）不良反应：长期过量服用，可致肝损害、指甲变形和毛发脱落。

（5）注意事项：本品用于低硒营养状态的人群。

（6）药理作用：硒是人体必需的微量元素，适量摄入硒能提高体内硒水平，使体内谷胱甘肽过氧化酶（GSH-PX）活性增加。GSH-PX在体内有保护细胞膜完整性、消除自由基、增强机体免疫功能等作用，能够起到防病治病。

思考题：

1. 维生素是人类健康所必需的微量的低分子有机化合物，是否服用越多越好？为什么？

2. 钙元素在体内属于微量元素吗？大剂量长期补钙是否合适？为什么？

3. 缺锌为何会导致食欲缺乏？

第九章

作用于呼吸系统的药物

第一节 镇 咳 药

咳嗽是呼吸系统疾病的一个主要症状。咳嗽是一种保护性反射,具有促进呼吸道痰液和异物排出、保持呼吸道清洁与通畅的作用。

在应用镇咳药前,应该寻找引起咳嗽的原因,并针对病因进行治疗。

1. 咳嗽合并细菌性感染 只抑制咳嗽是不合适的,应使用抗菌药控制感染。

2. 剧烈无痰之咳嗽 例如上呼吸道病毒感染所致的慢性咳嗽或者经对因治疗后咳嗽未见减轻者,采用镇咳药进行治疗,以此减轻患者痛苦,防止原发疾病的发展,避免剧烈咳嗽引起的并发症。

3. 咳嗽伴有痰多、咳痰困难 应使用祛痰药,使痰易于咳出;若只用镇咳药,则痰积而不易排出,易致继发感染,并且阻塞呼吸道,引起窒息。

目前常用的镇咳药,根据其作用机制分为两类:一类是中枢性镇咳药,直接抑制延髓咳嗽中枢而发挥镇咳作用;另一类是外周性镇咳药,通过抑制咳嗽反射弧中的感受器、传入神经、传出神经或效应器中任何一环节而发挥镇咳作用。有些药物兼有中枢和外周两种作用。

一、中枢性镇咳药

可分为依赖性和非依赖性(或麻醉性和非麻醉性)两类镇咳药。前者是吗啡类生物碱及其衍生物,镇咳作用强,但具有依赖性,临床上仅用可待因等几种依赖性较小的药物作为镇咳药;后者是目前发展较快、品种较多、临床应用也十分广泛的药物。

(一)依赖性中枢性镇咳药

依赖性中枢性镇咳药主要指阿片类生物碱,其中镇咳作用最强的是吗啡,其次是可待因(甲基吗啡)。可待因镇咳作用强而迅速,其镇咳强度约为吗啡的 1/10,临床用于各种原因引起的剧烈干咳,对胸膜炎干咳伴胸痛者尤其适用;亦具镇痛作用,镇痛强度为吗啡的 1/10～1/7。

常用制剂有复方磷酸可待因口服溶液、可待因桔梗片、复方甘草片等。

1. 复方磷酸可待因口服溶液

（1）主要成分:每毫升含磷酸可待因 0.9mg、盐酸麻黄碱 1.0mg、马来酸溴苯那敏 0.4mg、愈创木酚甘油醚 20.0mg。

（2）适应证:伤风、流感、上呼吸道感染、咽喉及支气管刺激所引起的咳嗽、痰少咳嗽、干咳、敏感性咳;因感冒、花粉症、过敏性鼻炎引起的流涕、流泪、打喷嚏、鼻塞和咽喉发痒。

（3）用法用量:口服。成人一次 10～15ml,一日 3 次。儿童用量酌减或遵医嘱。

（4）不良反应:胃肠不适、腹痛、便秘、恶心、呕吐、口干、嗜睡及头晕。

（5）注意事项:①操作机械或驾驶时需谨慎;②有严重肝肾功能损害者,需调整剂量;③运动员慎用;④ 2 岁以下儿童不宜服用本品;⑤有严重高血压、冠心病或正服用单胺氧化酶抑制剂的患者禁用本品。

（6）药理作用:可待因对延髓咳嗽中枢有选择性抑制作用。

2. 可待因桔梗片

（1）主要成分:每片含磷酸可待因 12mg 和桔梗流浸膏 50mg。

（2）适应证:镇咳祛痰药,用于感冒及流行性感冒引起的急、慢性支气管炎、咽喉炎所致的咳痰或干咳。

（3）用法用量:口服。成人一次 2 片,一日 3 次,24 小时内服用量不超过 7 片;6～12 岁儿童一次 1 片,一日 3 次,24 小时内服用量不超过 3.5 片。

（4）不良反应:偶有头晕、困倦、胃部不适、恶心、呕吐、便秘等;还可出现低血压。

（5）注意事项:①长期应用可引起依赖性;②对于有严重抑郁症、能引起呼吸抑制的中枢或呼吸道病变、急性酒精中毒、急腹症、癫痫、原发性慢性肾上腺皮质功能减退症、溃疡性肠炎、前列腺增生、肝肾功能不良者,使用此药时要特别注意;③孕妇、哺乳期妇女、老年人及运动员慎用;④小于 2 岁的儿童不宜服用。

（6）药理作用:本品为可待因和桔梗组成的中西药复方制剂,具有祛痰和镇咳作用。

3. 复方甘草片

（1）主要成分:每片含甘草浸膏粉 112.5mg、阿片粉 4mg、樟脑 2mg、八角茴香油 2mg 等。

（2）适应证：用于镇咳祛痰。

（3）用法用量：口服或含化。成人一次 3～4 片，一日 3 次。

（4）不良反应：有轻微的恶心、呕吐反应。

（5）注意事项：①本品不宜长期服用，如服用 3～7 天症状未缓解，请及时咨询医师；②孕妇及哺乳期妇女慎用，胃炎及胃溃疡患者慎用；③服用本品时注意避免同时服用强力镇咳药。

（6）药理作用：①甘草流浸膏为保护性镇咳祛痰剂；②阿片粉有较强的镇咳作用；③樟脑及八角茴香油能刺激支气管黏膜，反射性地增加腺体分泌，稀释痰液，使痰易于咳出。

（二）非依赖性中枢性镇咳药

这一类药物对呼吸中枢抑制作用很弱，也不具有成瘾性，但亦不可滥用。主要有右美沙芬等。

常见药——氢溴酸右美沙芬口服溶液

（1）主要成分：每毫升含氢溴酸右美沙芬 1.5mg。

（2）适应证：用于上呼吸道感染（如感冒和咽炎）、急性或慢性支气管炎等引起的咳嗽。

（3）用法用量：口服。12 岁以上儿童及成人，一次 10～20ml，一日 3～4 次。

（4）不良反应：①可见头晕、头痛、嗜睡、易激动、嗳气、食欲缺乏、便秘、恶心、皮肤过敏等；②过量可引起神志不清，支气管痉挛，呼吸抑制。

（5）注意事项：①服用单胺氧化酶抑制剂（如氯吉兰、吗氯贝胺、托洛沙酮、帕吉林、司来吉兰、利奈唑胺、呋喃唑酮、普鲁卡因、异烟肼、亚甲蓝和来氟米特等）停药不满两周的患者禁用；②用药 7 天，症状未缓解，请咨询医师或药师；③哮喘患者、痰多患者、肝肾功能不全患者慎用，孕妇慎用；④服药期间不得驾驶机、车、船，不得从事高空作业、机械作业及操作精密仪器等；⑤本品不宜与乙醇及其他中枢神经系统抑制药物合用，因可增强对中枢的抑制作用等；⑥妊娠 3 个月内的孕妇及哺乳期妇女禁用；⑦1 岁以下婴幼儿使用本品时请咨询医师；⑧有精神病史者禁用。

（6）药理作用：抑制延髓咳嗽中枢而产生镇咳作用。

右美沙芬的主要制剂有氢溴酸右美沙芬糖浆、氢溴酸右美沙芬片、氢溴酸右美沙芬分散片、氢溴酸右美沙芬咀嚼片等。此外，一些感冒药亦含有此成分，如酚麻美敏片等。

二、外周性镇咳药

常见药——那可丁片

（1）主要成分：每片含那可丁 10mg。

（2）适应证：用于干咳。

（3）用法用量：口服。成人一次 1～2 片，一日 3 次。

（4）不良反应：有时可见轻微的恶心、头痛、嗜睡。

（5）注意事项：①用药 7 天，症状未缓解，应立即就医；②本药无祛痰作用，痰多患者应在医师指导下使用；③不推荐儿童、孕妇及哺乳期妇女使用本品；④大剂量可能兴奋呼吸，引起支气管痉挛等。

（6）药理作用：本品系外周性镇咳药，抑制肺牵张反射引起的咳嗽，镇咳作用一般维持 4 小时。

三、外周性兼中枢性镇咳药

常见外周性兼中枢性镇咳药如下：

1. 枸橼酸喷托维林片

（1）主要成分：每片含枸橼酸喷托维林 25mg。

（2）适应证：用于各种原因引起的干咳。

（3）用法用量：口服。成人一次 1 片，一日 3～4 次，儿童酌减。

（4）不良反应：偶有便秘、轻度头痛、头晕、嗜睡、口干、恶心、腹胀、皮肤过敏等反应。

（5）注意事项：①本药仅为对症治疗药，如应用 7 日症状无明显好转，应立即就医；②服药期间不得驾驶机、车、船，不得从事高空作业、机械作业及操作精密仪器；③青光眼及心力衰竭患者慎用；④孕妇及哺乳期妇女、痰多患者应在医师指导下使用。

（6）药理作用：本品具有中枢及外周性镇咳作用，其镇咳作用强度约为可待因的 1/3。除对延髓的呼吸中枢有直接的抑制作用外，还有轻度的阿托品样作用，可使痉挛的支气管平滑肌松弛，降低气道阻力。

2. 磷酸苯丙哌林片

（1）主要成分：每片含磷酸苯丙哌林 20mg。

（2）适应证：用于治疗急、慢性支气管炎及各种刺激引起的咳嗽。

（3）用法用量：口服。成人一次 1～2 片，一日 3 次。

（4）不良反应：服药后可出现一过性口咽发麻，此外，尚有乏力、头晕、上腹不适、食欲缺乏、皮疹等不良反应。

（5）注意事项：①本品无祛痰作用，如咯痰症状明显且不易咳出，不宜使用本品；②仅有止咳作用，如应用7天症状无明显好转，请立即咨询医师或药师；③服用时需整片吞服，勿嚼碎，以免引起口腔麻木等；④孕妇慎用；⑤儿童及老年人遵医嘱。

（6）药理作用：本品为非麻醉性镇咳药，主要阻断肺及胸膜感受器的传入神经冲动，同时也直接对镇咳中枢产生抑制作用；并具有罂粟碱样平滑肌解痉作用。

第二节　化　痰　药

痰是呼吸道炎症的产物，可刺激呼吸道黏膜引起咳嗽，并可加重感染。祛痰药可稀释痰液或液化黏痰，使之易于咳出。

祛痰药按作用方式可分为三类：恶心性和刺激性祛痰药、痰液溶解剂、黏液调节剂。

一、恶心性和刺激性祛痰药

如氯化铵、愈创甘油醚属于恶心性祛痰药，口服后可刺激胃黏膜，引起轻度恶心，反射性地促进呼吸道腺体的分泌增加，从而使黏痰稀释便于咳出；刺激性祛痰药是一些挥发性物质，如桉叶油、安息香酊等，加入沸水中，其蒸汽挥发也可刺激呼吸道黏膜，增加分泌，使痰稀释便于咳出。常见药如下：

1. 右美沙芬愈创甘油醚糖浆

（1）主要成分：每毫升含氢溴酸右美沙芬1.5mg、愈创甘油醚10mg。

（2）适应证：用于上呼吸道感染（如普通感冒和流行性感冒）、支气管炎等引起的咳嗽、咳痰。

（3）用法用量：口服。用量遵医嘱或按说明书。

（4）不良反应：可见头晕、头痛、嗜睡、易激动、嗳气、食欲缺乏、便秘、恶心、皮肤过敏等，停药后上述反应可自行消失。

（5）注意事项：①用药7天，症状未缓解，请咨询医师或药师；②抑郁症、消化道溃疡、痰量过多、哮喘等患者以及老年人应在医师指导下使用；③服药期间不得驾驶机、车、船，不得从事高空作业、机械作业及操作精密仪器等；④本品不宜与乙醇及其他中枢神经系统抑制药物合用，因可增强对中枢的抑制作用等；⑤妊娠3个月内的孕妇禁用；⑥妊娠3个月以上的孕妇及哺乳期妇女慎用；⑦1岁以下婴幼儿应在医师指导下使用。

（6）药理作用：氢溴酸右美沙芬药理作用见前所述；愈创甘油醚为祛痰剂，能使呼吸道腺体分泌增加，使痰液稀释，易于咳出。

2. 桉柠蒎肠溶软胶囊

（1）主要成分：桉油精、柠檬烯及α-蒎烯。

（2）适应证：①适用于急、慢性鼻炎，鼻窦炎；急、慢性支气管炎，肺炎、支气管扩张和肺脓肿等呼吸道疾病患者的止咳化痰。②亦适用于慢性阻塞性肺疾病、肺部真菌感染、肺结核等的痰液排出。③用于支气管造影术后患者，促进造影剂排出。

（3）用法用量：口服。宜于餐前半小时，凉开水送服，禁用热开水；不可打开或咀嚼后服用。用量遵医嘱或按说明书。

（4）不良反应：不良反应轻微，偶有胃肠道不适及过敏反应，如皮疹、面部浮肿、呼吸困难和循环障碍。

（5）药理作用：本品能使小鼠气管段分泌量增加，改善气管黏膜纤毛运动，促进呼吸道腺体的分泌，并使黏液移动速度增加，有助痰液排出，还能使豚鼠咳嗽潜伏期延长。文献显示本品具有抗炎作用，能通过减轻支气管黏膜肿胀而起到舒张支气管作用。

二、痰液溶解药

常见痰液溶解药如下：

1. 乙酰半胱氨酸片

（1）主要成分：乙酰半胱氨酸。

（2）适应证：与剂量有关。

1）规格为0.2g/片：用于治疗以黏稠分泌物过多为特点的急性支气管炎、慢性支气管炎、支气管扩张症等。

2）规格为0.6g/片：用于分泌大量黏稠痰液的慢性阻塞性肺疾病、慢性支气管炎、肺气肿等慢性呼吸系统感染的祛痰治疗。

（3）用法用量：口服。用量遵医嘱或按说明书。急性病症的疗程为5～10天。慢性病症的患者遵医嘱可延长服用期。

（4）不良反应：本品口服偶尔发生恶心、呕吐、上腹部不适、腹泻、咳嗽等不良反应，一般减量或停药即缓解。罕见皮疹和支气管痉挛等过敏反应。

（5）注意事项：①支气管哮喘患者慎用，在治疗期间应密切观察病情，如有支气管痉挛发生应立即终止治疗；②有消化道溃疡病史者慎用；③本品与铁、铜等金属及橡胶、氧气、氧化物接触可发生不可逆性结合而失效,应避免接触;④肝功能不全患者应适当减量,老年患者伴有严重呼吸功能不全者慎用;⑤孕妇不主张使用,哺乳期妇女治疗期间不推荐哺乳,仅限成人使用;⑥不可与活性炭等同服,同服时本品54.6%～96.2%被活性炭吸附,与其他吸附性药物(如蒙脱石散等)同用亦应引起注意;⑦本品能降低青霉素、头孢菌素、四环素等的药效,必要合用时应间隔4小时交替使用;⑧本品与碘化油、糜蛋白酶、胰蛋白酶有联合用药禁忌;⑨本品可与支气管扩张剂和血管收缩剂等药物合用等。

(6)药理作用:本品为黏痰溶解剂,具有较强的黏液溶解作用。其分子中所含的巯基(—SH)能使痰中糖蛋白多肽链的二硫键(—S—S—)断裂,从而降低痰的黏滞性,并使痰液化而易咳出。

2. 盐酸氨溴索口服溶液

(1)主要成分:每毫升含盐酸氨溴索3mg。

(2)适应证:适用于急、慢性支气管炎引起的痰液黏稠、咳痰困难。

(3)用法用量:口服。用量遵医嘱或按说明书。

(4)不良反应:极少数患者有轻度的胃肠道不适(如恶心、呕吐、消化不良、腹泻)及过敏反应(如皮疹,罕见血管神经性水肿),罕见头痛及眩晕等。

(5)注意事项:①孕妇、哺乳期妇女慎用,2岁以下儿童应在医师指导下使用;②应避免与中枢性镇咳药(如右美沙芬等)同时使用,以免稀化的痰液堵塞气道;③使用时应注意咳嗽、咳痰的原因,如使用7日后未见好转,应及时就医等。

三、黏液调节药

如盐酸溴己新和羧甲司坦,作用于气管和支气管的黏液产生细胞,使分泌物黏滞性降低,痰液变稀而易咳出。

常见药——羧甲司坦片

(1)主要成分:每片含羧甲司坦片0.25g。

(2)适应证:用于治疗慢性支气管炎,支气管哮喘等疾病引起的痰液黏稠、咳痰困难患者。

(3)用法用量:口服。2～5岁儿童一次0.5片,6～12岁儿童一次1片,12岁以上儿童及成人一次2片,一日3次。

(4)不良反应:可见恶心、胃部不适、腹泻、轻度头痛以及皮疹等。

(5)注意事项:①孕妇、哺乳期妇女以及有出血倾向的胃和十二指肠溃疡患者慎用；②消化道溃疡活动期患者禁用；③使用时还应注意咳嗽、咯痰的原因，如不见好转，应及时请医师诊治等；④应避免同时服用强镇咳药，以免痰液堵塞气道。

（6）药理作用：本品为黏液调节剂，主要作用于支气管腺体的分泌，使低黏度的唾液黏蛋白分泌增加，高黏度的岩藻黏蛋白产生减少，因而使痰液的黏稠性降低而易于咳出。

第三节　平　喘　药

哮喘的特点是支气管平滑肌痉挛性收缩、痰液积滞和呼吸道黏膜充血水肿，致气道阻塞，使空气出入受到阻碍，以呼气尤为严重，呈现喘息性吸入困难。平喘药能通过不同作用机制而缓解支气管平滑肌痉挛，使其松弛和扩张，因而可以缓解气急、呼吸困难的症状。

一、平喘药分类及用药原则

（一）平喘药分类

1. β-肾上腺素受体激动剂　如麻黄碱、沙丁胺醇、特布他林、克仑特罗等。

2. 磷酸二酯酶抑制剂　如茶碱和氨茶碱等。

3. 过敏反应介质阻释剂　如色甘酸钠、酮替芬等。

4. 肾上腺皮质激素类　如氢化可的松、泼尼松、氯氟米松等。

5. 白三烯受体拮抗剂　如孟鲁司特等。

6. M胆碱受体拮抗剂　如异丙托溴铵等。

（二）用药原则

1. 用药途径选择　平喘药的用药途径是多方面的，可以口服、静脉注射、喷雾或吸入。

（1）口服：吸收较慢，血药浓度要经过一段时间后达到稳定的水平，一般仅用于预防及轻微哮喘的治疗。

（2）静脉注射：作用快，可用于急性发作和哮喘持续状态，但在家庭应用极不方便。

（3）喷雾或吸入：使药物直接到达气管，并在气管内形成有效的高浓度，具有速效性、安全性和方便性。应用气雾剂喷雾或吸入给药，一般每隔3~4小时喷雾1次，24小时内不得超过6次，并应注意喷嘴的正确维护和清洁方法。

2. 合理配伍用药

（1）哮喘急性发作时，应选用 β 肾上腺素受体激动剂如沙丁胺醇气雾剂喷雾，一次 0.1mg，必要时 4 小时重复 1 次，或同时口服氨茶碱，使哮喘症状缓解。但茶碱类药物的利尿作用可增加脱水，因此要注意适量补充液体，多饮温开水等。

（2）有轻度感染时，需及时应用抗感染药，但忌用肾上腺皮质激素。对发作频繁的哮喘患者，往往是内源性过敏原所致，控制感染亦非常重要。

（3）近年来认为支气管哮喘是一种慢性气管炎症，在炎症的过程中有多种因素参与，因此在哮喘症状出现之前，使用一些抗感染药、抗炎药、抗组胺药是有益的。

（4）应联用祛痰药，避免痰液堵塞支气管，加重哮喘。

（5）精神紧张的患者，或因精神因素诱发的哮喘患者须酌情给予镇静剂或安定剂。

（6）对于哮喘持续状态的患者应及时就医治疗，纠正缺氧状态并应用肾上腺素皮下注射，酌情口服氨茶碱及抗菌药。

二、常用平喘药

（一）β 肾上腺素受体激动剂

包括非选择性的 β 肾上腺素受体激动剂（如肾上腺素、麻黄碱和异丙肾上腺素）以及选择性 β_2 肾上腺素受体激动剂（如沙丁胺醇、特布他林等）。作用机制为兴奋呼吸道的 β_2 肾上腺素受体，激活腺苷酸环化酶，使细胞内的环磷腺苷（cAMP）含量增加，游离 Ca^{2+} 减少，从而松弛支气管平滑肌，抑制过敏反应介质释放，增强纤毛运动，降低血管通透性，发挥平喘作用。

常见药——硫酸沙丁胺醇吸入气雾剂

（1）主要成分：每揿含沙丁胺醇 0.1mg，另含有无氟利昂抛射剂 HFA134a。

（2）适应证：本品主要用于缓解哮喘或慢性阻塞性肺疾病（可逆性气道阻塞疾病）患者的支气管痉挛，以及急性预防运动诱发的哮喘，或其他过敏原诱发的支气管痉挛。

（3）用法用量：本品只能经口腔吸入使用，对吸气与吸药同步进行有困难的患者可借助储雾器。用量遵医嘱或按说明书。但任意 24 小时内的用药量不得超过 8 揿。若需增加给药频率或突然增加用药量才能缓解症状，表明患者病情恶化或对哮喘控制不当。

（4）不良反应：①心动过速、心悸、心律失常（包括房颤、室上性心动过速和期前收缩)、外周血管舒张;②震颤、头痛等;③异常支气管痉挛并立即伴随喘鸣加重,应立即停止使用本品,改用替代治疗;④过敏反应包括血管神经性水肿、荨麻疹等;⑤口咽部刺激;⑥可能会造成患者骨骼肌的轻微震颤,双手是受影响最明显的部位。

(5)注意事项:应当依据病情考虑联合用药,如抗感染药、抗炎药(如激素类等)、抗组胺药,或就医治疗等。

(6)药理作用:沙丁胺醇是选择性的 β_2 肾上腺素受体激动剂,在治疗剂量下,治疗可逆性气道阻塞疾病时,5分钟内快速起效,药效持续4～6小时。

(二)磷酸二酯酶抑制剂

主要为茶碱类,如茶碱和氨茶碱等。

常见药——茶碱缓释片

(1)主要成分:每片含茶碱0.1g。

(2)适应证:适用于支气管哮喘、喘息性支气管炎、阻塞性肺气肿等缓解喘息症状;也可用于心力衰竭时喘息。

(3)用法用量:口服,但不可压碎或咀嚼服用。用量遵医嘱或按说明书。

(4)不良反应:与剂量有关,低剂量多见的有恶心、呕吐、易激动、失眠等;增加用量也可出现心动过速、心律失常;再增加用量可发生发热、失水、惊厥等症状,严重的甚至呼吸、心跳停止。

(5)注意事项:①与其他茶碱缓释制剂一样,本品不适用于哮喘持续状态或急性支气管痉挛发作的患者;②肾功能或肝功能不全的患者应酌情调整用药剂量或延长用药间隔时间;③低氧血症、高血压或者消化道溃疡病史的患者慎用;④活动性消化溃疡患者和未经控制的惊厥性疾病患者禁用。

(6)药理作用:本品对呼吸道平滑肌有直接松弛作用,通过抑制磷酸二酯酶,使细胞内 cAMP 含量提高所致(过去观点);由于内源性肾上腺素与去甲肾上腺素释放的结果(近来观点);此外,茶碱是嘌呤受体拮抗剂,能对抗腺嘌呤等对呼吸道的收缩作用,茶碱能增强膈肌收缩力,尤其在膈肌收缩无力时作用更显著,因此有益于改善呼吸功能。

(三)过敏介质阻释剂

包括色甘酸钠、酮替芬等。

常见药——色甘酸钠气雾剂

(1)主要成分:每揿含色甘酸钠3.5mg。

(2)适应证:用于预防支气管哮喘。

(3)用法用量:喷吸前先摇匀液体。气雾吸入,一次1～2揿,一日3～4次。

（4）不良反应：偶有排尿困难；喷雾吸入可致刺激性咳嗽。

（5）注意事项：①本品系预防性地阻断肥大细胞脱颗粒，对已形成的肥大细胞颗粒无效，因此起效较慢，对正在发作的哮喘无效，预防用药亦需要提前2～3周；②极少数人在开始用药时出现哮喘加重，此种情况可先吸入少许扩张支气管的气雾剂，如沙丁胺醇；③不宜中途突然停药，以免引起哮喘复发；④肝肾功能不全者慎用；⑤孕妇及哺乳期妇女慎用。

（6）药理作用：通过抑制细胞内环磷腺苷磷酸二酯酶，致使细胞内环磷腺苷（cAMP）的浓度增加，阻止钙离子转运入肥大细胞内，稳定肥大细胞的细胞膜，阻止肥大细胞脱颗粒，从而抑制组胺、5-羟色胺（5-HT）、慢反应物质等过敏反应介质的释放，进而阻抑过敏反应介质对组织的不良作用。

（四）肾上腺皮质激素类

肾上腺皮质激素包括糖皮质激素和盐皮质激素。在生理状态下机体所分泌的激素是正常物质代谢所需的，在超生理剂量时，糖皮质激素具有抗炎、抗过敏、抗休克和免疫抑制等多种药理作用，也同样有多种副作用。

可用于平喘的包括氢化可的松、泼尼松、氯氟米松等。

常见药——布地奈德鼻喷雾剂

（1）主要成分：每毫升含布地奈德 0.64mg。

（2）适应证：预防与治疗常年性和季节性的过敏性鼻炎，也可用于血管舒缩性鼻炎；预防鼻息肉切除后鼻息肉的再生，对症治疗鼻息肉。在医师指导下用于治疗支气管哮喘合并过敏性鼻炎临床效果显著。

（3）用法用量：鼻孔内喷入。用量遵医嘱或按说明书，但剂量应个体化。

（4）不良反应：约 5% 的患者会发生局部刺激的不良反应。常见的有气道局部刺激，轻微的血性分泌物，鼻出血。少见的有全身反应，如血管性水肿、荨麻疹、皮疹、皮炎、瘙痒等。

（5）注意事项：①使用本品 14 天后，症状仍未改善，请咨询医师，自我治疗时间不得超过 3 个月；②长期使用高剂量，可能发生糖皮质激素的全身作用，长期接受本品治疗的儿童和青少年，可能引起生长发育迟缓；③伴有鼻部真菌感染和疱疹的患者慎用，肺结核患者慎用；④本品仅为鼻腔用药，不得接触眼睛，若接触眼睛，请立即用水清洗；⑤孕妇及哺乳期妇女应避免使用本品，6 岁以下儿童不推荐使用本品。

（五）白三烯受体拮抗剂

常见药——孟鲁司特钠片

（1）主要成分：每片含孟鲁司特 4mg、5mg 或 10mg。

（2）适应证：①哮喘的预防和长期治疗，包括预防白天和夜间的哮喘症状，治疗对阿司匹林敏感的哮喘患者以及预防运动诱发的支气管收缩；②本品适用于减轻（季节性和常年性）过敏性鼻炎引起的症状。

（3）用法用量：口服。用量遵医嘱或按说明书。哮喘患者应在睡前服用。过敏性鼻炎患者可根据自身情况在需要时服药。同时有哮喘和季节性过敏性鼻炎的患者应每晚用药一次。

（4）不良反应：主要为腹痛和头痛等。

（5）注意事项：①不应用于治疗急性哮喘发作；②不应用本品突然替代吸入或口服糖皮质激素；③孕妇避免使用本品，哺乳期妇女慎用本品。

（6）药理作用：半胱氨酰白三烯（LTC4、LTD4、LTE4）是强效的炎症介质，孟鲁司特能有效地抑制 LTC、LTD 和 LTE 与半胱氨酰白三烯受体结合所产生的生理效应（即炎症）。

思考题：

1. 含有可待因的止咳糖浆能否用于有黏稠黄痰的咳嗽？为什么？

2. 黄痰多且黏稠的咳嗽应怎样配伍用药？能不能用中枢性镇咳药？为什么？

3. 桔梗可待因片、复方甘草片和磷酸可待因口服液为什么不能长期使用？

第十章

作用于消化系统的药物

第一节　常见口腔疾病用药

一、唇炎及其治疗用药

1. 唇炎　是各种致病因素所引起的唇部炎症性疾病的总称。

2. 分类

（1）根据其临床经过可分为急性唇炎和慢性唇炎两大类。

1）急性唇炎：一般发病急，主要可见唇部急性肿胀、充血、水疱、渗出、糜烂、破溃等，甚则出现浅表性溃疡，且感疼痛、刺痒灼热。

2）慢性唇炎：一般病程较长，嘴唇干燥、脱屑、皲裂，反复产生痂壳，唇部皱褶明显，有的可见唇部组织增厚、肿硬、失去弹性，唇色异常。

（2）按其临床病理表现的不同，则将其分为剥脱性唇炎、接触性唇炎、肉芽肿性唇炎、腺性唇炎、光化性唇炎等。其中化妆品、唾液、药物性牙膏等可引起接触性唇炎，学生咬铅笔头等亦可引起接触性唇炎。

3. 治疗用药　口服复合维生素 B 片；外用抗生素如红霉素眼膏、免疫抑制剂如他克莫司软膏等。

多食新鲜水果蔬菜对治疗和预防均有积极意义；改掉舔嘴唇、咬笔头等不良习惯可在一定程度上预防唇炎的发生。

二、口角炎及其治疗用药

1. 口角炎　是一种临床常见的口腔黏膜病症，其临床表现通常为口角区皮肤黏膜同时发生的充血发红或湿白，可有线状皲裂或渗出结痂，常常对称发生，可导致患者张口受限，进食困难。

2. 分类　口角炎按其发病原因可以分为：感染性口角炎、营养不良性口角炎（如缺乏维生素 B_2 等）、接触性口角炎、创伤性口角炎。其中感染性口角炎在临床工作中最为常见,其致病因素可能为细菌、病毒和真菌(如念珠菌等),亦可为混合感染。

3. 治疗用药　针对病因选择抗细菌、抗病毒、抗真菌等外用药,如曲安奈德益康唑乳膏用于念珠菌性口角炎。

多食水果蔬菜及核黄素含量较高的食物(如蛋黄等)可预防口角炎的发生。

三、口腔溃疡及其治疗用药

口腔溃疡诱发因素包括遗传、病毒感染(如单纯疱疹病毒和水痘 - 带状疱疹病毒等)、细菌感染(如链球菌和幽门螺杆菌等)、食物过敏、维生素(如 B 族维生素)缺乏或微量元素(铁和锌等)缺乏、系统性疾病(如乳糜泻、克罗恩病、溃疡性结肠炎、艾滋病)、增强的氧化应激反应、局部创伤(误咬伤或取食坚硬的烧烤食物等)、精神压力与内分泌紊乱等。一般表现为圆形或者椭圆形的溃疡,具有"黄、红、凹、痛"的特点即溃疡表面覆盖有黄色假膜,周边有充血红晕带,中央凹陷,灼痛明显。

治疗用药:口腔溃疡的治疗常采用口服抗菌药、B 族维生素、葡萄糖酸锌口服溶液等;局部使用西瓜霜、喉康散、醋酸地塞米松口腔贴片、甲硝唑口颊片、维生素 C 片粉末、西地碘含片、锡类散、口洁喷雾剂等;外用则可使用复方氯己定漱口液漱口。根据中医辨证后可选用中成药导赤丸、清胃黄连丸、知柏地黄丸、黄连上清片(丸)、穿心莲片等。

1. 醋酸地塞米松口腔贴片

(1)主要成分:每片含醋酸地塞米松 0.3mg。

(2)适应证:用于非感染性口腔黏膜溃疡。

(3)用法用量:贴于患处。一次 1 片,一日总量不超过 3 片,连用不得超过 1 周。洗净手指后用少许唾液粘起黄色面,将白色层贴于患处,并轻压 10～15 秒,使其粘牢,不许取出,直至全部溶化。

(4)不良反应:①偶见皮疹等过敏反应;②长期使用可见糖皮质激素类全身性不良反应。

(5)注意事项:①本品仅限口腔使用;②本品不宜长期使用,连用 7 日后症状未缓解,应停药就医;③孕妇、哺乳期妇女及儿童慎用;④本品在口腔内缓慢融化后可咽下;⑤运动员慎用;⑥严重高血压、糖尿病、胃和十二指肠溃疡、骨质疏松症、精神病史、癫痫病史、青光眼等患者禁用。

2. 西地碘含片

(1)主要成分:每片含分子碘 1.5mg。

（2）适应证：本品用于慢性咽喉炎、口腔溃疡、慢性牙龈炎、牙周炎。

（3）用法用量：口含。成人一次1片，一日3～5次。

（4）不良反应：①偶见皮疹、皮肤瘙痒等过敏反应；②长期含服可导致舌苔染色，停药后可消退。

（5）注意事项：①孕妇及哺乳期妇女慎用；②儿童请在医师指导下使用；③连续使用5日症状未见缓解应停药就医；④甲状腺疾病患者慎用，碘制剂过敏者禁用。

（6）药理作用：本品活性成分为分子碘，在唾液作用下迅速释放，直接卤化菌体蛋白质，杀灭各种微生物。

3. 复方氯己定漱口液

（1）主要成分：每毫升含葡萄糖酸氯己定1.2mg、甲硝唑0.2mg。

（2）适应证：用于牙龈炎、冠周炎、口腔黏膜炎等引致的牙龈出血、牙周脓肿、口腔黏膜溃疡等的辅助治疗。

（3）用法用量：漱口。一次10～20ml，早晚刷牙后含漱，5～10日为一疗程。

（4）不良反应：①偶见过敏反应或口腔黏膜浅表脱屑；②长期使用能使口腔黏膜表面与牙齿着色，舌苔发黄，味觉改变。

（5）注意事项：①本品连续使用不宜超过3个疗程；②含漱时至少在口腔内停留2～5分钟；③本品为外用药，仅供含漱用，含漱后吐出，不得咽下；④用时应避免接触眼睛等；⑤小儿使用本品应避免吞服，若误饮本品后，可出现酒精中毒症状（如口齿不清、嗜睡、步态摇晃等），应送急诊处理；⑥甲硝唑可透过胎盘、通过乳汁分泌，故孕妇及哺乳期妇女慎用本品，更不要误吞本品；⑦使用本品期间，如使用其他口腔含漱液，应至少间隔2小时等。

（6）药理作用：本品为抗菌药。其中所含葡萄糖酸氯己定为广谱杀菌剂；甲硝唑具有抗厌氧菌作用等。

第二节　急性胃肠炎用药

急性胃肠炎好发于夏秋季节，主要是由于饮食不洁，如食用了被污染的食物、隔夜的剩饭菜等，因细菌等微生物污染引起的胃肠道黏膜急性炎症性改变。除此之外还可因过食刺激性的（如过于辛辣）、不易消化的（如过于坚硬）一些食物等也有可能引发急性胃肠炎。急性胃肠炎突出的临床表现主要是呕吐和腹泻，同时伴发胃痛、腹痛等，有的伴有发热汗出等临床表现。

急性胃肠炎发作时，上吐下泻会导致体液丢失，特别容易出现水电解质紊乱,此时一定要及时就医。在医师的指导下补水、补液、补充电解质(喝盐水或口服补液盐),另外再针对性地采取一些治疗,如呕吐剧烈的要用止吐药(如甲氧氯普胺等),腹泻严重的要用止泻药(蒙脱石散等);有炎症性改变的、细菌感染明确的要使用抗菌药(诺氟沙星胶囊)等。中成药如肠炎宁片和午时茶颗粒等亦有效果;将面粉炒至枯黄,用少许食盐加温开水调羹服下亦可止泻,尤其适用于即食即泻的患者。

1. 口服补液盐散Ⅲ

(1)主要成分:每袋含氯化钠 0.65g、氯化钾 0.375g、枸橼酸钠 0.725g 及无水葡萄糖 3.375g。

(2)适应证:预防和治疗腹泻引起的轻、中度脱水,并可用于补充钠、钾和氯。

(3)用法用量:临用前,将一袋量溶解于 250ml 温开水中,随时口服。

1)成人:开始时 50ml/kg,4~6 小时内服完,以后根据患者脱水程度调整剂量直至腹泻停止。

2)儿童:开始时 50ml/kg,4 小时内服用,以后根据患者脱水程度调整剂量直至腹泻停止,婴幼儿应用本品时需少量多次给予。

3)重度脱水或严重腹泻:应以静脉补液为主,直至腹泻停止。

(4)不良反应:①恶心、呕吐,多为轻度,常发生于开始服用时,此时可分次少量服用;②水过多。

(5)注意事项:①少尿或无尿者禁用;②严重失水、有休克征象时应静脉补液;③严重腹泻,粪便量每小时超过 30ml/kg 者禁用,此时患者往往不能口服足够量的口服补液盐;④葡萄糖吸收障碍者禁用;⑤由于严重呕吐等原因不能口服者禁用;⑥肠梗阻、肠麻痹和肠穿孔等患者禁用;⑦一般不用于早产儿;⑧严重失水或应用本品后失水无明显纠正者需改为静脉补液等。

2. 甲氧氯普胺片

(1)主要成分:每片含甲氧氯普胺 5mg 或 10mg。

(2)适应证:镇吐药。主要用于:①各种病因所致恶心、呕吐、嗳气、消化不良、胃部胀满、胃酸过多等症状的对症治疗;②反流性食管炎、胆汁反流性胃炎、功能性胃滞留、胃下垂等;③残胃排空延迟症、迷走神经切除后胃排空延缓;④糖尿病性胃轻瘫、尿毒症、硬皮病等胶原疾患所致胃排空障碍。

(3)用法用量:口服。用量遵医嘱或按说明书。

(4)不良反应:①较常见的不良反应是昏睡、烦躁不安、疲怠无力;②少见的反应有乳腺肿痛、恶心、便秘、皮疹、腹泻、睡眠障碍、眩晕、严重口渴、头痛、容易激动;③用药期间出现乳汁增多,由催乳素的刺激所致;④大剂量长期应用可能因阻断多巴胺受体,使胆碱能受体相对亢进而导致锥体外系反应(特别是年轻人),出现肌震颤、发音困难、共济失调等。

(5)注意事项:①醛固酮与血清催乳素浓度可因甲氧氯普胺的使用而升高;②严重肾功能不全患者剂量至少须减少60%,这类患者容易出现锥体外系症状;③因本品可降低西咪替丁的口服生物利用度,若两药必须合用,间隔时间至少要1小时;④本品遇光变成黄色或黄棕色后,毒性增高;⑤与多个药物可相互作用,应引起注意;⑥禁用于下列患者,对普鲁卡因或普鲁卡因胺过敏者、癫痫患者、胃肠道出血及机械性肠梗阻或穿孔患者、嗜铬细胞瘤患者、行化疗和放疗而呕吐的乳腺癌患者;⑦慎用于肝肾功能衰竭患者;⑧孕妇不宜应用,哺乳期少乳者可短期用于催乳,小儿不宜长期应用及老年人不能长期大量应用。

(6)药理作用:本品为多巴胺D_2受体拮抗剂,同时还具有$5-HT_4$受体激动效应,对$5-HT_3$受体有轻度抑制作用。可作用于延髓催吐化学感受区(CTZ)中多巴胺受体而提高CTZ的阈值,具有强大的中枢性镇吐作用。本品亦能阻断下丘脑多巴胺受体,抑制催乳素抑制因子,促进催乳素分泌,故有一定的催乳作用。对中枢其他部位的抑制作用较微,有较弱的安定作用,较少引起催眠作用。对于胃肠道的作用主要在上消化道,促进胃及上部肠段的运动;提高静息状态胃肠道括约肌的张力,增加下食管括约肌的张力和收缩的幅度,使食管下端压力增加,抑制胃-食管反流,加强胃和食管蠕动,促进胃的排空;促进幽门、十二指肠及上部空肠的松弛,形成胃窦、胃体与上部小肠间的功能协调。这些作用也可增强本品的镇吐效应。

3.蒙脱石散

(1)主要成分:每袋含蒙脱石3g。

(2)适应证:用于成人及儿童急、慢性腹泻;还可以用于口腔溃疡等的治疗。

(3)用法用量:将本品倒入半杯温开水(约50ml)中混匀快速服完。治疗急性腹泻服用本品治疗时,首次剂量加倍。

1)成人:每次1袋,一日3次。

2)儿童:①1岁以下,一日1袋,分3次服;②1～2岁,一日1～2袋,分3次服;③2岁以上,一日2～3袋,分3次服。

(4)不良反应:少数人可能产生轻度便秘。

(5)注意事项:①治疗急性腹泻,应注意纠正脱水;②如需联用药物(如抗菌药),建议与本品间隔2～3小时;③过量服用,易致便秘,小儿服用时尤其注意;④本品不进入循环系统,并连同所固定的攻击因子随消化道自身蠕动排出体外;⑤本品不影响 X 射线检查,不改变大便颜色,不改变正常的肠蠕动;⑥如出现便秘,可减少剂量继续服用。

(6)药理作用:本品为天然蒙脱石微粒粉剂,具有层纹状结构及非均匀性电荷分布,对消化道内的病毒、病菌及其产生的毒素、气体等有极强的固定、抑制作用,使其失去致病作用;对消化道黏膜有很强的覆盖能力,修复、提高黏膜屏障对攻击因子的防御功能,具有平衡正常菌群和局部止痛作用。

第三节 消化性溃疡用药

消化性溃疡主要包括胃溃疡和十二指肠溃疡。在此主要述及胃溃疡及其用药。

一、胃溃疡及其症状

胃溃疡是一种常见的慢性消化系统疾病。当胃黏膜发生破损,深度甚至超过黏膜肌层时,可形成胃溃疡。其典型症状是慢性、季节性、反复发作、节律性、规律性的上腹痛烧灼痛,饥饿样不适,多数患者进食后缓解(与食物覆盖了溃疡面有关),部分患者饭后腹痛,也有部分患者完全没有症状,其他症状有腹胀、反酸、恶心、呕吐等。胃溃疡如果不及时治疗,可能会引起严重的并发症,如幽门梗阻、胃出血、癌变等;胃溃疡经过及时治疗,溃疡面一般可以愈合,但容易复发。

二、胃溃疡病因

1. 幽门螺杆菌感染 幽门螺杆菌感染是胃溃疡最常见的病因,该菌传染性很强,主要通过"口 - 口"途径传播(如共餐制等)。

2. 刺激性药物的使用 长期服用对胃肠有刺激性的药物,如非甾体抗炎药(如阿司匹林、布洛芬等)和甾体抗炎药(如糖皮质激素泼尼松、氢化可的松、地塞米松等)。

3. 不良生活习惯 如不按时吃饭,大量饮酒,长期吸烟,长期喝浓茶等均可能损伤胃黏膜。

4. 精神压力 如工作和学习压力大,长期精神高度紧张亦可引起胃溃疡。

5. 其他原因 重大创伤、手术等可能会引起胃溃疡。某些胃酸分泌过多的疾病,如胃泌素瘤,也可能会引起胃溃疡。

三、治疗药物

治疗胃溃疡的药物主要包括直接中和胃酸药、抑制胃酸分泌药、增强胃黏膜屏障药和抗幽门螺杆菌药等四大类。

(一)直接中和胃酸药

如碳酸氢钠片、复方氢氧化铝片等。常见药如下:

1. 碳酸氢钠片

(1)主要成分:每片含碳酸氢钠 0.5g。

(2)适应证:用于缓解胃酸过多引起的胃痛、胃灼热、反酸。

(3)用法用量:口服。一次 1~2 片,一日 3 次。

(4)不良反应:中和胃酸时所产生的二氧化碳可能引起嗳气,继发性胃酸分泌增加。

(5)注意事项:①本品连续使用不得超过 7 天,症状未缓解或消失请咨询医师或药师;②6 岁以下小儿不推荐使用;③阑尾炎及消化道出血原因不明者不宜使用。

(6)注意事项:①本品可加速酸性药物(如阿司匹林)的排泄;②用于碱化尿液则可减少磺胺类药物(复方磺胺甲噁唑和颠茄磺苄啶片等)结晶尿的形成,但却使诺氟沙星在尿中溶解度降低,导致结晶尿和肾毒性;③因其为碱性物质,可使四环素、伊曲康唑吸收减少,活性降低,也使胃蛋白酶、干酵母片和维生素 E 活性降低,还可使维生素 B_1 变质;④可增强在碱性尿液中发挥更好作用的药物(如氨基糖苷类抗生素)的疗效。

2. 复方氢氧化铝片

(1)主要成分:每片含氢氧化铝 0.245g、三硅酸镁 0.105g、颠茄流浸膏 0.002 6ml。

(2)适应证:用于缓解胃酸过多引起的胃痛、胃灼热、反酸,也可用于慢性胃炎。

(3)用法用量:口服。成人一次 2~4 片,一日 3 次。饭前半小时或胃痛发作时嚼碎后服。

(4)不良反应:①长期大剂量服用,可致严重便秘,粪结块引起肠梗阻;②老年人长期服用,可致骨质疏松;③肾功能不全患者服用后,可能引起血铝升高。

(5)注意事项:①本品连续使用不得超过 7 天,症状未缓解,请咨询医师或药师;②妊娠期的前三个月的孕妇、肾功能不全者、长期便秘者慎用;③因本品能妨碍磷的吸收,故不宜长期大剂量使用,低磷血症患者慎用;④前列腺肥大、青光眼、高血压、心脏病、胃肠道阻塞性疾病、甲状腺功能亢进、溃疡性结肠炎等患者慎用;⑤阑尾炎、急腹症患者禁用。

(6)药理作用:本品为抗酸药氢氧化铝、三硅酸镁与解痉药颠茄流浸膏组成的复方,前二者可中和过多的胃酸,后者既能抑制胃液分泌,解除胃平滑肌痉挛,又可使胃排空延缓。

其他含有颠茄浸膏的药物有:和胃整肠丸、维 U 颠茄铝镁片或维 U 颠茄铝胶囊、胃康灵颗粒或胶囊、颠茄磺苄啶片等。

(二)抑制胃酸分泌药

这类药包括 H_2 受体拮抗药、质子泵抑制剂和 M 受体拮抗剂(如颠茄碱等)。

1. H_2 受体拮抗药 如西咪替丁和法莫替丁等。

常见药——法莫替丁片

(1)主要成分:每片含法莫替丁 20mg。

(2)适应证:用于缓解胃酸过多所致的胃痛、胃灼热、反酸。

(3)用法用量:口服。成人一次 20mg,一日 2 次。24 小时内不超过 2 片。

(4)不良反应:①罕见脉率增加、血压上升及颜面潮红;②偶见氨基转移酶升高等肝功能异常,罕见腹胀、食欲缺乏、便秘、腹泻、软便、口渴、恶心及呕吐等;③罕见头痛、头重及全身乏力感;④偶见皮疹、荨麻疹等过敏反应;⑤罕见月经不调、面部水肿及耳鸣等其他不良反应。

(5)注意事项:①本品连续使用不得超过 7 天,症状未缓解,应咨询医师或药师;②肝肾功能不全患者及小儿应慎用等;③严重肾功能不全者禁用;④孕妇及哺乳期妇女禁用。

(6)药理作用:为组胺 H_2 受体拮抗药,对胃酸分泌具有明显的抑制作用,也可抑制胃蛋白酶的分泌。

2. 质子泵抑制剂 如奥美拉唑、兰索拉唑、雷贝拉唑、泮托拉唑和埃索奥美拉唑等。

质子泵抑制剂是一类强效抑酸药,作用时间持续久。质子泵抑制剂为弱碱性化合物,在强酸环境中能转化成次磺酰胺类化合物,后者与 H^+-K^+-ATP 酶作用,使 H^+-K^+-ATP 酶失去活性,从而产生抑酸作用。质子泵抑制剂还具有直接杀菌作用,可抑制革兰氏阳性菌和阴性菌的生长;此外,质子泵抑制剂还可明显减少胃酸分泌量,间接增加抗生素浓度,增加抗菌效果。

兰索拉唑 30mg、泮托拉唑 40mg 的抗酸分泌作用大致与奥美拉唑 40mg

相当,雷贝拉唑抑酸作用更快更强,但持续时间较短;艾司奥美拉唑则有更强、更持久的抑酸作用。

常见药——奥美拉唑肠溶胶囊

(1)主要成分:每粒含奥美拉唑10mg或20mg。

(2)适应证:本品用于胃溃疡、十二指肠溃疡、应激性溃疡、反流性食管炎和胃泌素瘤。

(3)用法用量:口服,不可咀嚼。用量遵医嘱或按说明书。

(4)不良反应:常见轻微的不良反应是腹泻、头痛、恶心、腹痛、胃肠胀气及便秘,偶见血清氨基转移酶增高、皮疹、眩晕、嗜睡、失眠等,可自动消失。

(5)注意事项:①治疗胃溃疡时,应首先排除溃疡型胃癌的可能,因用本品治疗可减轻其症状,从而延误治疗;②肝肾功能不全者慎用,哺乳期妇女慎用,孕妇一般不用,严重肾功能不全者及婴幼儿禁用。

(三)增强胃黏膜屏障功能药

包括铋剂和弱碱性抗酸剂,铋剂主要有枸橼酸铋钾和胶体果胶铋等,弱碱性抗酸剂常用的有铝碳酸镁、磷酸铝等。常见药如下:

1. 胶体果胶铋胶囊

(1)主要成分:胶体果胶铋,每粒含铋50mg。

(2)适应证:本品适用于治疗消化性溃疡,特别是幽门螺杆菌相关性溃疡,亦可用于慢性浅表性胃炎和萎缩性胃炎。

(3)用法用量:口服。一次2～3粒,一日4次,分别于餐前1小时及临睡时服用,4周为一个疗程。

(4)不良反应:偶可出现恶心、便秘等消化道症状。

(5)注意事项:①与抗生素联合,用于胃幽门螺杆菌的根除治疗;②服用本品期间不得服用其他铋制剂,且本品不宜长期大量服用,否则会出现铋中毒现象,表现为皮肤变为黑褐色;③孕妇及严重肾功能不全者禁用,哺乳期妇女应用本品时应暂停哺乳;④不宜与制酸药、牛奶、H_2受体拮抗药同时服用,否则会降低疗效;⑤服药期间若出现黑褐色无光泽大便但无其他不适,为正常现象,停药后1～2天内粪便色泽转为正常。

(6)药理作用:口服后在胃黏膜上形成保护性薄膜,并能刺激胃黏膜上皮细胞分泌黏液,增加对黏膜的保护作用。此外,还能杀灭幽门螺杆菌。

2. 铝碳酸镁咀嚼片

(1)主要成分:每片含碱式铝碳酸镁0.5g。

（2）适应证：用于慢性胃炎；与胃酸有关的胃部不适症状，如胃痛、胃灼热、酸性嗳气、饱胀等。

（3）用法用量：咀嚼后咽下。一次 1～2 片，一日 3 次；餐后 1～2 小时、睡前或胃部不适时服用。

（4）不良反应：偶见便秘、稀便、口干和食欲缺乏。

（5）注意事项：①妊娠期的前 3 个月的孕妇，严重心、肾功能不全者，高镁血症、高钙血症者慎用等；②服药后 1～2 小时内因避免服用其他药物，因氢氧化铝可与其他药物相互结合而降低吸收，影响其疗效。

（6）药理作用：本品有明显的抗酸作用，并兼有胃黏膜保护作用，对胆酸也有一定吸附作用，其作用迅速、温和、持久。

（四）抗幽门螺杆菌药

可用于抗幽门螺杆菌的抗菌药主要有呋喃唑酮、阿莫西林、克拉霉素、甲硝唑和替硝唑等，各药作用详见"第七章　抗病原微生物药"。

在治疗消化性溃疡过程中往往是多种药联合使用，如"四联方案"包括质子泵抑制剂＋铋剂＋两种抗生素（如替硝唑＋克拉霉素）等。

第四节　功能性便秘用药

便秘有功能性便秘和器质性便秘之分，功能性便秘是指一种非器质性的原因导致的，以排便周期延长（常 3～5 天或 7～8 天大便一次，甚至更长时间），多数患者的粪质干结，排出艰难，伴有心烦失眠，腹胀腹痛等；或排便次数不见明显减少，但粪质坚硬，排出艰难，甚至由于排便努挣而肛门破裂便血，引起痔疮，日久不愈更成为直肠癌等病的诱因。老年人发病率高达 30%～40%，中青年人发病率高达 23%～28%，女性为男性的 4 倍，幼儿便秘也日趋增多。功能性便秘治疗药物主要有以下几类：

一、润滑性泻药

这类药物在小肠内不被吸收和消化，能润滑肠壁和粪便，并能阻止肠内的水分吸收，软化大便；特别适合术后的排便困难，尤其适用于老年人的便秘。

常见药——开塞露（含甘油）

（1）主要成分：每毫升含甘油 0.625g。

（2）适应证：用于便秘。

（3）用法用量：外用。将容器顶端刺破或剪开，或将瓶盖取下，涂以油脂少许,缓慢插入肛门,然后将药液挤入直肠内,成人一次 20ml,儿童一次 10ml。

(4)注意事项:刺破或剪开后的注药导管的开口应光滑,以免擦伤肛门或直肠等。

(5)药理作用:本品能润滑并刺激肠壁,软化大便,使易于排出。

二、渗透性泻药

渗透性泻药疗效稳定,安全,不良反应小,用药后不改变排便次数,对坚硬大便有软化作用,在临床上应用最为广泛,这类药包括聚乙二醇和乳果糖等。聚乙二醇为长链的高分子聚合物,不被小肠吸收分解,服用后可利用分子中的氢键固定水分,使肠道内的粪便中液体量增多,达到软化大便的作用,虽排出的大便量没有明显增多,但缓解了腹痛腹胀等不适,对便秘者的食欲缺乏亦有很好的刺激作用。

常见药——乳果糖口服溶液

(1)主要成分:每毫升含乳果糖 667mg。

(2)适应证:用于治疗高血氨症及由血氨升高引起的疾病;用于治疗慢性功能性便秘。

(3)用法用量:口服。用量遵医嘱或详见说明书。

(4)不良反应:经临床使用除个别患者服用后稍感恶心外,无其他不适,经继续服药或用一倍水稀释后可消失。

(5)注意事项:①妊娠期前 3 个月的孕妇慎用;②糖尿病患者慎用,对半乳糖不能耐受者不宜服用;③阑尾炎、肠梗阻、不明原因的腹痛者均禁用。

(6)药理作用:①乳果糖系人工合成的不吸收性双糖,在肠道内不被吸收,可被结肠细菌分解成乳酸和醋酸,使肠道 pH 降至 6 以下,从而可阻断氨的吸收,减少内毒素的蓄积和吸收,使患者血氨恢复正常,并由昏迷转为清醒;②乳果糖还具有双糖的渗透活性,可使水、电解质保留在肠腔而产生高渗效果,故又是一种渗透性泻药,可用于治疗慢性功能性便秘。

三、容积性泻药

一般指含有磷酸镁、硫酸镁、硫酸钠等的药物,因含有大量的难吸收的阴阳离子而提高了肠内渗透压,从而使肠内水分增多,引起下泻。故容积性泻药适宜空腹时服用,同时大量饮水,以加速和增强泻下作用。一般口服后 1~6 小时排出液体粪便。但如果患者同时伴有消化道溃疡、消化道出血或肾功能不全,则要谨慎使用,以免吸收引起中毒。

第五节 消化系统其他疾病用药

一、助消化药

常见药如下：

1. 干酵母片

（1）主要成分：每片含干酵母 0.2g。

（2）适应证：用于营养不良、消化不良、食欲缺乏及 B 族维生素缺乏症。

（3）用法用量：饭后嚼碎服。儿童一次 2～4 片，成人一次 4～8 片，一日 3 次。

（4）注意事项：过量服用可致腹泻。

（5）药理作用：本品为啤酒酵母的干燥菌体，富含 B 族维生素，对消化不良有辅助治疗作用。

2. 多酶片

（1）主要成分：每片含胰酶 300mg、胃蛋白酶 13mg。为肠溶衣与糖衣的双层包衣片，内层为胰酶，外层为胃蛋白酶。

（2）适应证：用于消化不良、食欲缺乏。

（3）用法用量：口服。一次 2～3 片，一日 3 次。

（4）注意事项：①本品在酸性条件下易破坏，故服用时切勿嚼碎或捣碎等，亦不宜用温开水溶解后服用，高温开水使各种酶类直接变性失活；②铝制剂可能影响本品疗效，故不宜合用。

（5）药理作用：①胰酶中含有胰脂肪酶、胰淀粉酶、胰蛋白酶，胰脂肪酶能使脂肪分解为甘油及脂肪酸，胰淀粉酶能使淀粉转化为糖，胰蛋白酶能使蛋白质转化为蛋白胨；②胃蛋白酶能使蛋白质转化为蛋白胨。二者合用，可促进消化，增进食欲。

3. 乳酸菌素片

（1）主要成分：每片含乳酸菌素 0.4g。

（2）适应证：用于肠内异常发酵、消化不良、肠炎和小儿腹泻。

（3）用法用量：嚼服。成人一次 3～6 片，一日 3 次。小儿一次 1～2 片，一日 3 次。

（4）注意事项：铋剂、鞣酸、药用炭、酊剂等能吸附本品，不宜合用。

（5）药理作用：①本品在肠道形成保护层，阻止病原菌、病毒的侵袭；②刺激肠道分泌抗体,提高肠道免疫力;③选择性杀死肠道致病菌,保护、促进有益菌的生长;④调节肠黏膜电解质、水分平衡,促进胃液分泌,增强消化功能。

二、肠道功能调整药

主要包括活菌制剂,使用时应注意:切勿将活菌制剂置于高温处,溶解时水温亦不宜超过 40℃;避免与抗菌药同服,必要时可间隔 3 小时服用;铋剂、药用炭、酊剂等能吸附、抑制活菌,不能合用等。常见药如下:

1. 枯草杆菌二联活菌颗粒

(1)主要成分:为复方制剂,每袋(1g)含活菌冻干粉 37.5mg,内有活菌 1.5 亿个(屎肠球菌 1.35×10^8 个,枯草杆菌 1.5×10^7 个);维生素 C 10mg、维生素 B_1 0.5mg、维生素 B_2 0.5mg、维生素 B_6 0.5mg、维生素 B_{12} 1.0μg、烟酰胺 2.0mg、乳酸钙 20mg(相当于钙 2.6mg)、氧化锌 1.25mg(相当于锌 1.0mg)。

(2)适应证:适用于因肠道菌群失调引起的腹泻、便秘、胀气、消化不良等。

(3)用法用量:本品为儿童专用药品,2 岁以下婴幼儿,一次 1 袋,一日 1~2 次;2 岁以上儿童,一次 1~2 袋,一日 1~2 次,用 40℃以下温开水或牛奶冲服,也可直接服用。

(4)不良反应:推荐剂量未见明显不良反应,罕见腹泻次数增加,停药后可恢复。

(5)注意事项:直接服用时应注意避免呛咳,不满 3 岁的婴幼儿不宜直接服用。

(6)药理作用:含有两种活菌,即枯草杆菌和肠球菌,可直接补充正常生理菌种,抑制致病菌,促进营养物质的消化、吸收,抑制肠源性毒素的产生和吸收,达到调整肠道内菌群失调的目的。本品还有婴幼儿生长发育所必需的多种维生素、微量元素及矿物质,可补充因消化不良或腹泻所致的缺乏。

2. 地衣芽孢杆菌活菌颗粒

(1)主要成分:本品每袋 0.25g 含地衣芽孢杆菌活菌数不低于 2.5 亿。

(2)适应证:用于细菌或真菌引起的急、慢性肠炎,腹泻。也可用于其他原因(如长期服用广谱抗生素)引起的肠道菌群失调的防治。

(3)用法用量:口服。成人,一次 2 袋;儿童,一次 1 袋。一日 3 次,首次加倍;服用时将颗粒溶于水或牛奶中混匀后服用。

(4)不良反应:超剂量服用可见便秘。

(5)药理作用:该药品以活菌进入肠道后,对葡萄球菌、念珠菌等致病菌有拮抗作用,而对双歧杆菌、乳酸杆菌、拟杆菌、消化链球菌有促进生长作用,从而可调整菌群失调达到治疗目的。该药品可促使机体产生抗菌活性物质、杀灭致病菌。此外通过夺氧生物效应使肠道缺氧,有利于大量厌氧菌生长。

3. 双歧杆菌三联活菌胶囊

(1)主要成分:长型双歧杆菌、嗜酸乳杆菌和粪肠球菌。每粒胶囊含药粉210mg,含活菌数分别应不低于 1.0×10^7CFU。

(2)适应证:用于治疗肠道菌群失调引起的急慢性腹泻、便秘,也可用于治疗轻中型急性腹泻,慢性腹泻及消化不良、腹胀,以及辅助治疗因肠道菌群失调引起的内毒素血症。

(3)用法用量:口服。一次 2~4 粒,一日 2 次,重症加倍,饭后半小时温水服用。儿童用药酌减,婴幼儿服用时可将胶囊内药粉用温开水或温牛奶冲服。

(4)注意事项:适宜于冷藏保存。

(5)药理作用:本品可直接补充人体正常生理细菌,调整肠道菌群平衡,抑制并清除肠道中致病菌,减少肠源性毒素的产生,促进机体对营养物质的消化,合成机体所需的维生素,激发机体免疫力。

三、驱肠虫药

常见药如下:

1. 阿苯达唑片

(1)主要成分:每片含阿苯达唑 0.2g。

(2)适应证:用于蛔虫病、蛲虫病。

(3)用法用量:口服。2 岁以上儿童及成人用 2 片;但 2 岁以上儿童单纯蛲虫、单纯轻度蛔虫感染用 1 片,顿服。

(4)不良反应:①可见恶心、呕吐、腹泻、口干、乏力、发热、皮疹或头痛,停药后可自行消失;②治疗蛔虫病时,偶见口吐蛔虫的现象;③罕见瘙痒、荨麻疹、转氨酶升高,极罕见严重皮疹(如史 - 约综合征)。

(5)注意事项:①蛲虫病易自身重复感染,故在治疗 2 周后应重复治疗一次;②蛋白尿、化脓性或弥漫性皮炎、各种急性传染病以及癫痫患者不宜使用本品;③孕妇、哺乳期妇女及 2 岁以下婴幼儿禁用;④严重肝、肾、心功能不全及活动性溃疡病患者禁用。

(6)药理作用:为广谱驱肠虫药。可阻断虫体对多种营养和葡萄糖的摄取,导致虫体糖原耗竭,致使寄生虫无法生存和繁殖。

2. 甲苯达唑片

(1)主要成分:每片含甲苯达唑 0.1g。

（2）适应证：本品适用于蛔虫病、蛲虫病。

（3）用法用量：口服。成人，2片，一次服用。4岁以上儿童用成人量，2～4岁儿童，1片，一次服用。

（4）不良反应：极少数患者有恶心、腹部不适、腹痛、腹泻等。尚可发生乏力、皮疹，罕见剥脱性皮炎、全身脱毛症、血嗜酸性粒细胞增多等。严重不良反应多发生于剂量过大、用药时间过长、间隔时间过短时。

（5）注意事项：①少数患者特别是蛔虫感染较严重的患者，服药后可引起蛔虫游走，造成腹痛或口吐蛔虫，甚至引起窒息，此时应立即就医；②肝肾功能不全者慎用；③腹泻患者应在腹泻停止后服药；④应尽量避免与甲硝唑合并使用；⑤除习惯性便秘者外，不需服泻药等；⑥孕妇、哺乳期妇女、2岁以下婴幼儿禁用。

3. 磷酸哌嗪宝塔糖

（1）主要成分：每粒含磷酸哌嗪 0.2g。

（2）适应证：用于儿童蛔虫和蛲虫感染。

（3）用法用量：口服。儿童用量见表10-1。

表10-1 磷酸哌嗪宝塔糖儿童用量

年龄/岁	体重/kg	用量/粒		次数
		蛔虫病	蛲虫病	
1～3	10～15	5～7	3	睡前一次服用。蛔虫病连服2日；蛲虫病连服7～10日
4～6	16～21	7～10	4～5	
7～9	22～27	10～12	5～7	
9～12	28～32	12～15	7～8	

（4）不良反应：①本品不良反应少，偶可发生恶心、呕吐、腹痛、腹泻、头痛、感觉异常、荨麻疹等，停药后很快消失；②过敏者可发生流泪、流涕、咳嗽、眩晕、嗜睡、哮喘等；③偶见病毒性肝炎样表现、瞳孔缩小、调节障碍、麻痹性斜视等。

（5）注意事项：①本品对人体（特别是儿童）具潜在神经肌肉毒性，应避免长期或过量使用；②营养不良或贫血者应先予纠正，再开始服用本品等；③肝肾功能不全、神经系统疾患或癫痫患者禁用。

（6）药理作用：具有麻痹蛔虫的作用，使蛔虫不能附着在宿主肠壁，随肠蠕动而排出。除此之外，本品对蛲虫亦有驱虫作用，但作用机制尚未明确。

四、促胃肠动力药

这类药物主要刺激肠肌间神经元,同时刺激胃肠器官内壁的内肌神经丛的节后神经末梢,引起乙酰胆碱的释放,增强胆碱能神经的作用,促进胃肠道的平滑肌加速蠕动。如西沙必利和莫沙必利等。常见药如下:

1. 枸橼酸莫沙必利片

（1）主要成分:每片含枸橼酸莫沙必利5mg。

（2）适应证:本品为消化道促动力剂,主要用于功能性消化不良伴有胃灼热、嗳气、恶心、呕吐、早饱、上腹胀等消化道症状。

（3）用法用量:口服。一次1片,一日3次,饭前服用。

（4）不良反应:主要表现为腹泻、腹痛、口干、皮疹及倦怠、头晕等。偶见嗜酸性粒细胞增多、甘油三酯升高及谷草转氨酶（GOT）、谷丙转氨酶（GPT）、碱性磷酸酶（AKP）、γ-谷氨酰转肽酶（GGT）升高。

（5）注意事项:①服用一段时间（通常为2周）,消化道症状没有改变时,应停止服用;②与抗胆碱药物（如硫酸阿托品、山莨菪碱等）合用可能减弱本品的作用;③胃肠道出血、肠梗阻或穿孔者禁用。

（6）药理作用:本品为选择性5-HT$_4$受体激动剂,通过兴奋胃肠道胆碱能中间神经元及肌间神经丛的5-HT$_4$受体,促进乙酰胆碱的释放,从而增强胃肠道运动,改善功能性消化不良患者的胃肠道症状,不影响胃酸的分泌。本品与大脑突触膜上的多巴胺D$_2$、5-HT$_1$、5-HT$_2$受体无亲和力,因而没有这些受体拮抗所引起的锥体外系的副作用。

2. 多潘立酮片

（1）主要成分:每片含多潘立酮10mg。

（2）适应证:用于消化不良、腹胀、上腹疼痛、嗳气、恶心、呕吐、腹部胀痛。

（3）用法用量:口服。成人一次1片,一日3次,饭前15～30分钟服用。

（4）不良反应:①偶见口干、头痛、腹泻、失眠、神经过敏、倦怠、嗜睡、头晕等;②有时血清催乳素水平会升高、溢乳,男子乳房女性化等,但停药后即可恢复正常等。

（5）注意事项:①孕妇慎用,哺乳期妇女使用本品期间应停止哺乳;②心脏病患者（心律失常）以及接受化疗的肿瘤患者应用时需慎重,有可能加重心律失常等;③胃肠道出血、机械性消化道梗阻、穿孔患者禁用;④增加胃动力有可能产生危险时应禁用;⑤分泌催乳素的垂体肿瘤（催乳素瘤）、嗜铬细胞瘤、乳腺癌患者禁用;⑥禁止与红霉素或氟康唑、伏立康唑、克林霉素、胺碘酮、泰利霉素合用；⑦中重度肝功能不全的患者禁用等；⑧不能与抗酸剂或抑制胃酸分泌药物同时服用。

（6）药理作用：直接作用于胃肠壁，可增加胃肠道的蠕动和张力，促进胃排空，增加胃窦和十二指肠运动，协调幽门的收缩，同时也能增强食管蠕动和食管下端括约肌的张力，抑制恶心、呕吐。

思考题：

1. 止泻药蒙脱石散与抗菌药配伍使用时应注意什么问题？

2. 调整肠道的益生菌使用时要注意哪些问题？

3. 功能性便秘在不同人群中发病率不同，该如何应对这种状况？

第十一章 作用于其他系统的药物

第一节 作用于循环系统的药物

一、抗高血压药

高血压是指以体循环动脉血压（收缩压和／或舒张压）增高为主要特征（收缩压 ≥ 140mmHg，舒张压 ≥ 90mmHg），可伴有心、脑、肾等器官的功能或器质性损害的临床综合征。高血压是最常见的慢性疾病，在我国发病率高达18%，呈现出了逐年上升的趋势，发病人群以中老年者居多，但有年轻化的趋势；高血压也是心脑血管疾病最主要的危险因素，可导致患者出现脑卒中和冠状动脉性心脏病，约有 50% 的心血管疾病是由高血压引起的。药物治疗是控制血压的首选方法，但在临床应用这些药物的过程中可能会出现各种不良反应，对患者造成一定的影响。在医师指导下规范、合理用药则可减少或减轻不良反应。

（一）抗高血压药分类

目前，临床上应用比较多的抗高血压药物有 7 大类：β_1 受体拮抗剂、钙通道阻滞剂、血管紧张素转化酶抑制剂（ACEI）、血管紧张素 Ⅱ 受体阻滞剂（ARB）、利尿药、中枢性抗高血压药和血管扩张药，当用一种药物控制血压不理想时，则常常联合用药。

1. β_1 受体拮抗剂

（1）代表药物：普萘洛尔、阿替洛尔、拉贝洛尔、美托洛尔等。

（2）主要药理作用、特点及适应证：①特异性阻断心脏 β_1 受体，使心脏的收缩力减弱，心输出量降低，射入动脉的血量减少，致血压降低；②还可阻断肾小球旁器细胞 β_1 受体，使肾素分泌减少，导致肾素 - 血管紧张素活性降低；③中枢方面主要是通过阻断受体，使外周交感神经张力降低，使血管阻力降低，达到降血压的目的；④阻断交感神经末梢突触前膜 β_2 受体，使去甲肾上腺素(NA)释放减少。适用于肾素活性高,心输出量偏高,心动过速的高血压,特点是作用慢而温和,有明显个体差异。

(3)主要不良反应:患者临床上较为常见的不良反应包括心动过缓及传导阻滞、心功能不全、支气管痉挛和肢端循环障碍、中枢神经系统反应等。

(4)不良反应的处理对策:①给药一般宜从小剂量开始;②停药前应逐渐减量,避免突然停药,否则会出现"反跳现象",使原有病情加重,甚至诱发心绞痛,严重的可诱发心肌梗死。使用这一类药物前应检查患者的心脏状态,明确患者是否存在心力衰竭,避免病情加重。

2. 钙通道阻滞剂

(1)代表药物:硝苯地平、尼群地平、拉西地平、氨氯地平等。

(2)主要药理作用、特点及适应证:通过阻断血管收缩所需的钙离子内流,使细胞内钙离子浓度降低,血管平滑肌松弛,总外周血管阻力降低,搏出量滞留在主动脉、大动脉的血流量相对较少,血压下降。特点是降血压效果缓和、平稳、持久,可用于轻、中、重度高血压治疗。

(3)主要不良反应:常见的是下肢水肿及通过血管舒张出现反馈性调节,反射性引起交感神经兴奋,心动过速,出现面部潮红、头痛、头晕等;此外短效制剂长期用药加重心肌缺血。

(4)不良反应的处理对策:患者在服用药物的过程中如果出现下肢肿胀,可以联合 ACEI 类抗高血压药或者 ARB 类抗高血压药,以达到减少或减轻患者临床症状的目的;而患者如果存在反射性心动过速和头痛、头晕等不良反应则可以让患者服用美托洛尔。同时,为患者选择药物需要坚持"长效优选"的原则等。

3. 血管紧张素转化酶抑制剂(ACEI)

(1)代表药物:卡托普利、依那普利等。

(2)主要药理作用、特点及适应证:主要阻止血管紧张素 Ⅱ 的生成,抑制醛固酮释放,从而取消醛固酮的保钠排钾作用,通过减少血容量降低血压。其次还可保存缓激肽活性,抑制缓激肽水解,使缓激肽增多,具有血管扩张作用的一氧化氮和前列腺素 I_2 生成增加,发挥降血压作用。适用于糖尿病性肾病的高血压。

(3)主要不良反应:较为常见的不良反应包括首剂低血压、肾功能恶化、高血钾、血管性水肿以及咳嗽和胎儿畸形等。

(4)不良反应的处理对策:给药一般宜从小剂量开始,定期检测血钾,用药后患者咳嗽比较严重则改用血管紧张素 Ⅱ 受体阻滞剂,若有肾功能损伤、血管性水肿则应停药;孕妇及计划怀孕的妇女禁用。

4. 血管紧张素Ⅱ受体阻滞剂(ARB)

(1)代表药物:氯沙坦、厄贝沙坦、替米沙坦等。

(2)主要药理作用、特点及适应证:选择性阻断血管紧张素(AT)Ⅱ受体,其代谢产物亦有较强的阻断作用,抑制血管收缩,降低外周血管阻力,使血压下降,并能逆转肥大的心肌细胞;对心脏和肾脏也有着一定保护作用。适应证与ACEI类抗高血压药类似。

(3)主要不良反应:一般不良反应较少、较轻。较少引起干咳及血管神经性水肿,可致低血压及高血钾,部分患者可能出现皮疹、轻微头痛和胃肠不适、肝毒性以及贫血等症状及胎儿畸形。

(4)不良反应的处理对策:血管紧张素Ⅱ受体阻滞剂所引起的不良反应无须给予特别的治疗和处理,在减小药物使用剂量或者是对症处理后均可自行消失,若出现不良反应应给予对症或者是停药处理;用药过程中应密切关注肝肾毒性,孕妇禁用等。

5. 利尿药

(1)代表药物:呋塞米和氢氯噻嗪等。

(2)主要药理作用、特点及适应证:初期主要是通过排钠利尿,降低血容量,从而达到降血压的目的;后期主要是小动脉壁细胞内钠离子减少,激活钠离子-钙离子双向交换机制,使细胞内钙离子减少,从而使血管平滑肌对缩血管物质的反应性减弱,血管扩张,血压降低。噻嗪类利尿药是利尿药中最常用的一类,该类抗高血压药降血压缓慢、温和、持久、无耐受性。

(3)主要不良反应:包括低钾血症、高尿酸血症、低钠血症以及低血压、血糖升高、高密度脂蛋白降低等,3%~32%的男性患者用药后会出现勃起障碍。

(4)不良反应的处理对策:糖尿病、痛风、高脂血症以及高钙患者应该慎用或者禁止使用利尿药,利尿药服药期间应定期对血钾和血钠进行检查,每日补充少量的钾盐和钠盐,注意饮食或者减少药物摄入剂量等。

6. 中枢性抗高血压药

(1)代表药物:可乐定、莫索尼定等。

(2)主要药理作用、特点及适应证:兴奋延髓背侧孤束核突触后膜的受体,使外周血管扩张,血压下降;其次还可作用于延髓嘴端腹外侧区的咪唑啉受体,使交感神经张力下降,外周血管阻力降低;此外还可以激动阿片受体,具有镇静、镇痛作用,并且可以抑制胃肠运动和胃酸分泌,主要适用于溃疡病的高血压。过大剂量的可乐定也可以兴奋外周血管平滑肌的受体,引起血管收缩。

（3）主要不良反应：可乐定能加强中枢神经系统抑制药（如镇静催眠药、抗癫痫药、中枢性镇咳药、抗组胺药和阿片类止痛药等）的作用，合用时应该慎重，还可引起口干、便秘、嗜睡、抑郁、血管神经性水肿等不良反应；停药出现反跳，表现为交感神经功能亢进。

（4）不良反应的处理对策：尽量避免与中枢神经系统抑制药合用，避免突然停药等。

7. 血管扩张药

（1）代表药物：硝普钠。

（2）主要药理作用、特点及适应证：对小动脉、小静脉均有扩张作用。特点是不能口服，仅供静脉滴注，降血压作用快、强、短，使用时需避光。适用于高血压急症，如高血压危象、高血压脑病及伴有急性心肌梗死或心力衰竭的严重高血压。

（3）主要不良反应：静脉滴注时可出现恶心、呕吐（过度降血压）、精神不安、肌肉痉挛、头痛、皮疹、出汗、发热等；久用可引起硫氰化物中毒。

（4）不良反应的处理对策：滴注时应避光，严格控制滴速，避免久用。

（二）抗高血压药联合使用

抗高血压药联合用药逐渐取代单一用药，然而联合用药并不是多个药物的叠加，而是尽可能使用最小的药物剂量，最大发挥不同药物之间的协同治疗作用，同时避免药物对患者产生不良影响。联合用药又以二联、三联为主，二联用药如"钙通道阻滞剂 + 血管紧张素转化酶抑制剂"的治疗有效率为66.7%；三联用药如"血管紧张素转化酶抑制剂 + 钙通道阻滞剂 +β_1受体拮抗剂"的治疗有效率为68.6%。

二、抗心绞痛药

心绞痛是冠心病常见的发作症状，是冠状动脉供血不足引起的心肌短暂急剧缺血、缺氧综合征。典型临床表现为阵发性、突发性胸骨紧缩性或压榨性疼痛，并向心前区或左上肢放射。抗心绞痛药包括钙通道阻滞剂、β_1受体拮抗剂和硝酸酯类等，在医师指导下可两两联合使用。硝酸酯类主要包括硝酸甘油、硝酸异山梨酯、单硝酸异山梨酯、亚硝酸异戊酯等。常见药如下：

1. 硝酸甘油片

（1）主要成分：每片含硝酸甘油 0.5mg。

（2）适应证：冠心病，心绞痛的治疗及预防，也可用于降血压或治疗充血性心力衰竭。

（3）用法用量：舌下含服。成人一次用0.5～1片，每5分钟可重复1片，直至疼痛缓解。如果15分钟内总量达3片后疼痛持续存在，应立即就医。在活动或大便之前5～10分钟预防性使用，可避免诱发心绞痛。

（4）不良反应：①头痛，用药后立即发生，可为剧痛和呈持续性；②偶可发生眩晕、虚弱、心悸和其他体位性低血压的表现，尤其在直立、制动的患者；③治疗剂量可发生明显的低血压反应，表现为恶心、呕吐、虚弱、出汗、苍白和虚脱；④晕厥、面红、药疹和剥脱性皮炎均有报告。

（5）注意事项：①应使用能有效缓解急性心绞痛的最小剂量，过量可能导致耐受现象。片剂用于舌下含服，不可吞服，小剂量可能发生严重低血压，尤其在直立位时，舌下含服用药时患者应尽可能取坐位，以免因头晕而摔倒。②剂量过大可引起剧烈头痛。③应慎用于血容量不足或收缩压低的患者。④诱发低血压时可合并反射性心动过缓和心绞痛加重。⑤可使肥厚梗阻型心肌病引起的心绞痛恶化。⑥可发生对血管作用和抗心绞痛作用的耐受性。⑦如果出现视力模糊或口干，应停药。⑧禁用于心肌梗死早期（有严重低血压及心动过速时）、严重贫血、青光眼、颅内压增高和已知对硝酸甘油过敏的患者。⑨禁用于使用枸橼酸西地那非的患者，后者增强硝酸甘油的降血压作用。⑩当确有必要时方可用于孕妇，哺乳期妇女应谨慎使用。

（6）药理作用：松弛血管平滑肌。

2. 硝酸甘油气雾剂

（1）主要成分：每揿含硝酸甘油0.5mg。

（2）适应证：血管扩张药，主要用于治疗或预防心绞痛的发作，特别适合于心绞痛发作时的急救。

（3）用法用量：心绞痛发作时，向口腔舌下黏膜喷射1～2揿，相当于硝酸甘油0.5～1mg。用前摇匀，用时先将喷雾帽取下，将罩壳套在喷雾头上，瓶身倒置，把罩壳对准口腔舌下黏膜揿压阀门，药液即呈雾状喷入口腔内。

（4）不良反应：用药初期可能会出现硝酸酯引起的血管扩张性头痛，还可能出现面部潮红、口干、眩晕、直立性低血压和反射性心动过速。偶见血压明显降低、心动过缓、心绞痛加重和晕厥。有的患者可有口腔黏膜发麻感。

（5）注意事项：①用药时对准口腔舌下黏膜喷射，切勿随唾液咽下；②切勿受热，避免撞击；③如遇喷射不出，可将阀门活动一下或拉上即可使用；④中度或过量饮酒时，使用本药可致低血压；⑤与抗高血压药或血管扩张药合用可增强硝酸盐的致直立性低血压作用；⑥与乙酰胆碱、组胺及拟交感胺类药合用时，疗效可能减弱；⑦禁用于急性循环衰竭、严重低血压（收缩压低于

90mmHg）、急性心肌梗死伴低充盈压、肥厚梗阻型心肌病、缩窄性心包炎、心包填塞、严重贫血、青光眼、颅内压增高、硝基化合物过敏、脑出血或头颅外伤、严重肝肾功能损害等患者。

3. 亚硝酸异戊酯吸入剂

（1）主要成分：每支含亚硝酸异戊酯0.2ml。

（2）适应证：治疗氰化物中毒及心绞痛急性发作。

（3）用法和用量：将安瓿包在一层手帕或纱布内，折断，经鼻腔吸入本品，每次15秒钟。氰化物中毒，一次0.3～0.4ml，2～3分钟可重复一次，总量不超过1～1.2ml。心绞痛发作，一次0.2ml。

（4）不良反应：常引起面红、头痛与头晕、恶心与呕吐、低血压、不安和心动过速。

（5）注意事项：①本品可降低血压，故老年人和有心血管疾病的患者应慎用；②本品有易燃性，不可近火；③接触本品可导致接触性皮炎；④青光眼、近期脑外伤或脑出血患者禁用，因可增加眼压和颅内压。

第二节　作用于内分泌系统的药物

一、治疗糖尿病的药物

根据病因学证据将糖尿病分4大类，即1型糖尿病、2型糖尿病、特殊类型糖尿病和妊娠期糖尿病。以2型糖尿病为主，1型及其他类型糖尿病少见，我国2型糖尿病患病率为10.4%，男性（11.1%）高于女性（9.6%）。

1. 1型糖尿病（insulin dependent diabetes mellitus，IDDM，胰岛素依赖型糖尿病） 显著的病理学和病理生理学特征是胰岛 β 细胞数量显著减少或消失所导致的胰岛素分泌显著下降或缺失。1型糖尿病具有以下特点：发病年龄通常小于30岁；"三多一少"（吃得多、喝得多、尿得多和消瘦）症状明显；以酮症或酮症酸中毒起病；体型非肥胖等。治疗多用胰岛素制剂。

2. 2型糖尿病（noninsulin dependent diabetes mellitus，NIDDM，非胰岛素依赖型糖尿病） 显著的病理生理学特征为胰岛素调控葡萄糖代谢能力的下降（胰岛素抵抗）伴随胰岛 β 细胞功能缺陷所导致的胰岛素分泌减少（或相对减少）。

（一）糖尿病的诊断

世界卫生组织（WHO）和国际糖尿病联盟（IDF）对糖尿病提出的诊断标准

是：①有多尿、多饮、多食、体重减轻等"三多一少"症状；②空腹血糖≥7.0mmol/L；③餐后2小时血糖≥11.1mmol/L；④空腹血糖≥6.1mmol/L，但＜7.0mmol/L，称为空腹血糖受损，餐后2小时血糖≥7.8mmol/L，但＜11.1mmol/L，称为糖耐量受损。WHO将空腹血糖受损和糖耐量受损二者为糖尿病发生过程中的中间阶段，统称为糖调节受损，其中糖耐量受损又称为糖尿病前期。

（二）治疗药物

糖尿病是临床上一种常见的慢性疾病，并且随着病情的发展，会损伤其他器官组织，引起多个病症，降低患者的生活质量。生活方式干预是糖尿病治疗的基础，如血糖控制不达标则进入药物治疗。二甲双胍、α-糖苷酶抑制剂或促胰岛素分泌剂可作为单药治疗的选择，其中二甲双胍是单药治疗的首选；在单药治疗疗效欠佳时，可开始二联治疗、三联治疗或胰岛素多次注射。

1. 双胍类 通过减少肝脏对葡萄糖的输出和改善外周胰岛素抵抗而降低血糖。主要药物有二甲双胍。

常见药——盐酸二甲双胍缓释片

（1）主要成分：每片含盐酸二甲双胍0.5g。

（2）适应证：适用于单用饮食和运动治疗不能获良好控制的2型糖尿病患者。本品可单独使用，也可与磺脲类或胰岛素合用。

（3）用法用量：口服，进餐时或餐后服。开始用量通常为一次1片，一日1次，晚餐时服用，根据血糖和尿糖调整剂量，一日最大剂量不超过4片。

（4）不良反应：部分患者口服本品后有胃肠道不适，如恶心、呕吐、腹泻、腹痛、便秘、腹胀、消化不良、胃灼热，以及头晕、头痛、流感样症状、味觉异常、肌肉疼痛、低血压、心悸、潮红、寒战、胸部不适、皮疹、乏力、疲倦等。

（5）注意事项：①在使用二甲双胍的患者中，由于二甲双胍累积有可能发生乳酸性酸中毒，危及生命，患者应进行肾功能监测和给药以最低有效用量为标准，降低乳酸性酸中毒的发生风险，且与乙醇同服时易致乳酸性酸中毒发生，应避免饮酒；②本品禁止嚼碎口服，应整片吞服，并在进食时或餐后服用；③使用静脉注射碘化造影剂时，患者应暂时停止服用本品，否则可致急性肾功能改变；④本品与磺酰脲类药物合用时，可引起低血糖，应监测患者血糖情况；⑤本品与胰岛素合用会增强降血糖作用，故应调整剂量；⑥2型糖尿病伴有酮症酸中毒、肝肾功能不全、心力衰竭、急性心肌梗死、严重感染和外伤、重大手术、临床有低血压和缺氧情况、既往有乳酸性中毒史的患者均禁用；⑦发生皮疹等过敏反应者应停止使用本品；⑧应定期监测血糖、糖化血红蛋白、尿糖、尿酮体情况；⑨孕妇和哺乳期妇女禁用本品。

2. 磺脲类　以促进胰岛素分泌为主要作用。主要药物有格列本脲、格列美脲、格列齐特、格列吡嗪和格列喹酮等。

磺脲类药物如果使用不当可导致低血糖，特别是在老年患者和肝肾功能不全者；磺脲类药物还可导致体重增加。有肾功能轻度不全的患者，宜选择格列喹酮。消渴丸是含有格列本脲和多种中药成分的固定剂量复方制剂，其降血糖效果与格列本脲相当，消渴丸低血糖发生的风险低。

常见药——格列本脲片

（1）主要成分：每片含格列本脲 2.5mg。

（2）适应证：适用于单用饮食控制疗效不满意的轻、中度 2 型糖尿病，患者胰岛 β 细胞有一定的分泌胰岛素功能，并且无严重的并发症。

（3）用法用量：口服。开始 1 片，早餐前或早餐及午餐前各一次，轻症者半片，一日 3 次，三餐前服，7 日后递增，一日 1 片。一般用量为一日 2～4 片，最大用量一日不超过 6 片。

（4）不良反应：①可有腹泻、恶心、呕吐、头痛、胃痛或不适；②较少见的有皮疹；③少见而严重的有黄疸、肝功能损害、骨髓抑制、粒细胞减少（表现为咽痛、发热、感染）、血小板减少症（表现为出血、紫癜）等。

（5）注意事项：①1 型糖尿病患者禁用；②2 型糖尿病患者伴有酮症酸中毒、昏迷、严重烧伤、感染、外伤和重大手术等应激情况禁用；③肝肾功能不全者禁用；④对磺胺药过敏者禁用；⑤白细胞减少的患者禁用；⑥体质虚弱、高热、恶心和呕吐、甲状腺功能亢进者及老年人慎用；⑦应定期测血糖、尿糖、尿酮体、尿蛋白和肝肾功能，并进行眼科检查等；⑧孕妇不宜服用，临床观察证明磺酰脲类降血糖药物可造成死胎和胎儿畸形；⑨可由乳汁排泄，哺乳期妇女不宜使用本品；⑩本品降血糖作用相对较强，老年人不宜用本品，可用其他作用时间较短的磺酰脲类降血糖药。

3. 噻唑烷二酮类（thiazolidinedione，TZD）　TZD 主要通过增加靶细胞对胰岛素作用的敏感性而降低血糖。主要药物有罗格列酮和吡格列酮。

TZD 单独使用时不导致低血糖，但与胰岛素或促胰岛素分泌剂联合使用时可增加低血糖发生的风险。体重增加和水肿是 TZD 的常见不良反应，这些不良反应在与胰岛素联合使用时表现更加明显。TZD 的使用与骨折和心力衰竭风险增加相关。有心力衰竭、活动性肝病或氨基转移酶升高超过正常值上限 2.5 倍及严重骨质疏松和有骨折病史的患者应禁用本类药物。

常见药——盐酸吡格列酮片

（1）主要成分：每片含吡格列酮 15mg。

（2）适应证：用于治疗 2 型糖尿病,盐酸吡格列酮可单独使用;当饮食控制、体育锻炼和单药治疗不能满意控制血糖时,它也可与磺脲类、二甲双胍或胰岛素合用。

（3）用法用量：口服。一日 1 次,服药与进食无关,但剂量应个体化。

1）单药治疗：单用饮食控制和体育锻炼不足以控制血糖时,可进行盐酸吡格列酮单药治疗,初始剂量可为 1 片或 2 片,一日 1 次。如对初始剂量的反应不佳时,可加量,直至 3 片,一日 1 次。如患者对单药治疗反应不佳,应考虑联合用药。

2）联合治疗：①磺脲类,当开始盐酸吡格列酮治疗时（初始剂量可为 15mg 或 30mg,一日 1 次）,联合使用的磺脲类剂量可维持不变;当患者发生低血糖时,应减少磺脲类用量。②二甲双胍,当开始盐酸吡格列酮治疗时（初始剂量可为 15mg 或 30mg,一日 1 次）,联合使用的二甲双胍剂量可维持不变;一般情况下二甲双胍无须降低剂量也不会引起低血糖。③胰岛素,当开始盐酸吡格列酮治疗时（初始剂量可为 15mg 或 30mg,一日 1 次）,联合使用的胰岛素用量可维持不变;出现低血糖时,可降低胰岛素用量 10%～25%,进一步根据血糖结果进行个体化调整。

3）最大推荐剂量：盐酸吡格列酮剂量不应超过 3 片,一日 1 次。

（4）不良反应：盐酸吡格列酮治疗患者中报道率达到 5% 的不良反应有上呼吸道感染、头痛、鼻窦炎、肌痛、牙齿疾病、糖尿病恶化和喉炎。

（5）注意事项：①本品只有在胰岛素存在的情况下才发挥降血糖的作用,因此,不适用于 1 型糖尿病患者或糖尿病酮酸中毒的患者;②对有胰岛素抵抗的绝经前停止排卵的患者,用噻唑烷二酮类包括吡格列酮治疗,可导致重新排卵;③只有当对胎儿的好处超过潜在的风险时才应在妊娠期使用此药,哺乳期妇女不用;④现有或既往有膀胱癌病史或存在不明原因的肉眼血尿及对本品过敏者禁用。

4. **格列奈类** 以促进胰岛素分泌为主要作用。主要药物有瑞格列奈、那格列奈和米格列奈。

常见药——瑞格列奈片

（1）主要成分：每片含瑞格列奈 0.5mg。

（2）适应证：用于饮食控制、降低体重及运动锻炼不能有效控制血糖的 2 型糖尿病患者。瑞格列奈片可与二甲双胍合用以求协同作用。

（3）用法用量：瑞格列奈片应在主餐前（0～30 分钟）服用。剂量因人而异,以个人血糖而定;推荐起始剂量为 1 片,以后如需要可每周或每两周做调整；接受其他口服降血糖药治疗的患者可直接转用瑞格列奈片治疗；对于虚弱和营养不良的患者，应谨慎调整剂量；如果与二甲双胍合用，应减少瑞格列奈的剂量。

（4）不良反应：①低血糖；②视觉异常；③胃肠道反应，如腹痛、腹泻、恶心、呕吐和便秘；④个别病例报告治疗期间氨基转移酶指标升高；⑤过敏反应，可发生皮肤过敏反应，如瘙痒、发红、荨麻疹。

（5）注意事项：①肝肾功能不全患者慎用，严重肝肾功能不全患者禁用；②与二甲双胍合用会增加发生低血糖的危险性，若合并用药后仍发生持续高血糖，则改用胰岛素治疗；③在发生应激反应时，如发热、外伤、感染或手术，可能会出现血糖控制失败；④不进餐不服药，同时避免开车时发生低血糖；⑤1型糖尿病患者和糖尿病酮症酸中毒患者禁用等；⑥除非有必要，否则不能对孕妇使用本品；⑦本品可能会导致哺乳婴儿发生潜在的低血糖。

5. α- 糖苷酶抑制剂　　通过抑制碳水化合物在小肠上部的吸收而降低餐后血糖，适用于以碳水化合物为主食和餐后血糖升高的患者。国内上市的α- 糖苷酶抑制剂有阿卡波糖、伏格列波糖和米格列醇。

常见药——阿卡波糖片

（1）主要成分：每片含阿卡波糖 50mg。

（2）适应证：配合饮食控制，用于 2 型糖尿病和降低糖耐量减低者的餐后血糖。

（3）用法用量：用餐前即刻整片吞服或与前几口食物一起咀嚼服用，剂量应个体化（遵医嘱调整剂量）。一般推荐剂量为：起始剂量为每次 1 片，一日 3 次。以后逐渐增加至每次 2 片，一日 3 次。个别情况下，可增至每次 4 片，一日 3 次。或遵医嘱。

（4）不良反应：常有胃肠胀气和肠鸣音，偶有腹泻和腹胀，极少见有腹痛。如果不遵守规定的饮食控制，则胃肠道副作用可能加重。如果控制饮食后仍有严重不适的症状，应咨询医师以便暂时或长期减小剂量。个别病例可能出现诸如红斑、皮疹和荨麻疹等皮肤过敏反应。

（5）注意事项：①如果患者在服药 4～8 周后疗效不明显，可以增加剂量；②个别患者，尤其是在使用大剂量时会发生无症状的肝药酶升高，因此，用药的前 6～12 个月需监测肝药酶的变化，但停药后肝药酶会恢复正常；③本品不会引起低血糖，但与磺酰脲类药物、二甲双胍或胰岛素一起使用时，血糖会下降至低血糖的水平，故需减少磺酰脲类药物、二甲双胍或胰岛素的剂量；④本品可使蔗糖分解为果糖和葡萄糖的速度更加缓慢，因此如果发生急性的低血糖,不宜使用蔗糖,而应该使用葡萄糖纠正低血糖反应;⑤过敏者禁用;⑥服用阿卡波糖治疗期间,由于结肠内碳水化合物酵解增加,蔗糖或含蔗糖食物常会引起腹部不适,甚至腹泻,有明显消化和吸收障碍的慢性胃肠功能紊乱患者或由于肠胀气而可能恶化的患者禁用;⑦严重肾功能损害(肌酐清除率< 25ml/min)的患者禁用;⑧孕妇、哺乳期妇女、18 岁以下人群不用本品。

其他降血糖药尚有二肽基肽酶 4 抑制剂(如西格列汀、沙格列汀、维格列汀、利格列汀和阿格列汀)和钠 - 葡萄糖协同转运蛋白 2 抑制剂(如恩格列净或卡格列净)等。

二、治疗甲状腺功能亢进症的药物

甲状腺功能亢进症简称甲亢,是由于甲状腺合成释放过多的甲状腺激素(如碘致甲亢),造成机体代谢亢进和交感神经兴奋,引起心悸、出汗、进食和便次增多、体重减少的病症。多数患者还常常同时有突眼、眼睑水肿、视力减退等症状。

常见药——甲巯咪唑片

(1)主要成分:每片含甲巯咪唑 10mg。

(2)适应证:适用于各种类型的甲状腺功能亢进症,尤其适用于①病情较轻,甲状腺轻至中度肿大患者;②青少年及儿童、老年患者;③甲状腺术后复发,又不适于用放射性 ^{131}I 治疗者;④术前准备;⑤作为 ^{131}I 放疗的辅助治疗。

(3)用法用量:口服。遵医嘱或按说明书。

(4)不良反应:①较多见皮疹或皮肤瘙痒及白细胞减少;②较少见严重的粒细胞缺乏症;③可能出现再生障碍性贫血;④还可能致味觉减退、恶心、呕吐、上腹部不适、关节痛、头晕头痛、脉管炎、红斑狼疮样综合征;⑤少见致血小板减少,罕致肝炎、间质性肺炎、肾炎和累及肾脏的血管炎等。

(5)注意事项:①服药期间宜定期检查血常规;②哺乳期妇女禁用;③孕妇,肝功能异常、外周血白细胞数偏低者应慎用;④肾功能减退者减量,用药期间发现甲状腺机能减退者应减量或加服甲状腺素钠片;⑤本品使用期间应避免服用碘剂或食用高碘食物等。

三、治疗甲状腺功能减退症药物

甲状腺功能减退症(简称甲减)病因包括自身免疫性甲状腺炎(如桥本甲状腺炎、萎缩性甲状腺炎、产后甲状腺炎)、甲状腺破坏(甲状腺手术切除、^{131}I治疗等)和碘过量(包括胺碘酮诱发甲减的发生率是 5%～22%),治疗药物包括左甲状腺素钠及甲状腺片等。

常见药——左甲状腺素钠片

（1）主要成分：每片含左甲状腺素钠50μg。

（2）适应证：

1）各种原因引起的甲状腺功能低减的替代治疗。

2）预防甲状腺功能正常的甲状腺肿术后的甲状腺肿复发。

3）治疗甲状腺功能正常的良性甲状腺肿。

4）抗甲状腺药物治疗甲亢，当甲状腺功能正常时可和抗甲状腺药物同时合用。

5）甲状腺癌术后，抑制肿瘤生长和补充体内缺乏的甲状腺激素。

6）甲状腺功能抑制试验。

（3）用法用量：口服。通过实验室和临床检查来决定个体的每天剂量。

（4）不良反应：如果超过个体的耐受剂量或者过量服药，特别是由于治疗开始时剂量增加过快，可能出现下列甲状腺功能亢进的临床症状，包括心律失常、心动过速、心悸、心绞痛、头痛、肌肉无力和痉挛、潮红、发热、呕吐、月经紊乱、震颤、坐立不安、失眠、多汗、体重减轻、腹泻等，通常在减少用量或停药数日后，上述表现消失。

（5）注意事项：应在医师指导下使用本品。

第三节　作用于泌尿系统的药物

一、尿路感染用药

由病原菌（细菌和／或真菌，最常见的致病菌为尿路致病性大肠埃希菌）入侵尿道导致的尿路感染，其影响了全球超过1.5亿人口，其高复发率和日趋严重的抗菌药物耐药正成为社会公共卫生的重大负担。

尿路感染主要分为单纯性尿路感染和复杂性尿路感染。单纯性尿路感染依据感染位置分为膀胱炎和肾盂肾炎，其易感因素包括膀胱炎、性别（女性易感）、性活动度、阴道感染、糖尿病、肥胖和遗传易感性等。复杂性尿路感染主要与影响机体防御和尿道通畅的因素有关，如尿路梗阻、尿潴留、肾移植及免疫抑制剂的使用、肾衰竭、妊娠、结石和留置导尿管等，其易感因素包括长时间留置导尿管、性别（女性易感）、老年和糖尿病等。

临床常用的尿路感染治疗药物为喹诺酮类（环丙沙星和左氧氟沙星等）、

β- 内酰胺类抗菌药和 β- 内酰胺酶抑制剂、呋喃妥因、复方磺胺甲噁唑和磷霉素等，详见"第七章"。

二、泌尿系统外用药

在此主要涉及妇科外用药，使用时须注意：①外用药禁止内服，含甲硝唑的禁止饮酒；②阴道洗净后用药，用药时使用一次性塑料手指套或手套；③阴道用药应避免房事，避免经期，未婚或无性生活史女性在医师指导下用药；④孕妇多禁用，哺乳期妇女多慎用，肝肾功能不全者慎用；⑤若为病原微生物（如滴虫、霉菌等）感染性妇科疾病，其性伴侣须相应治疗。常见药如下：

1. 聚甲酚磺醛栓

（1）主要成分：每枚 3g，含聚甲酚磺醛栓 90mg。

（2）适应证：用于治疗宫颈糜烂、宫颈炎、阴道感染（如细菌、滴虫和霉菌引起的白带增多）、外阴瘙痒、使用子宫托造成的压迫性溃疡等。

（3）用法用量：外用。①每两日将一枚栓剂放入阴道；如果采用聚甲酚磺醛溶液病灶烧灼，则于两次烧灼间隔日放入一粒栓剂。②为了使用方便，患者最好取仰卧位，先将栓剂用水浸湿，然后插入阴道深部。③通常以晚间睡前用药为宜，配合使用卫生带，防止污染衣物和被褥。

（4）不良反应：用药后偶有局部刺激症状（如灼烧感或疼痛），通常可耐受，并会很快消失。

（5）注意事项：①本品会加速和增强修复过程，如果用药后出现坏死组织从病灶处脱落，有时甚至是大片脱落，无需惊恐；②棉织物及皮革与该药接触后，须在制剂未干前立即用水洗净；③阴道栓剂上的斑点是其基质产生的自然现象，不影响药物的使用及疗效，也不影响其耐受性。

2. 甲硝唑呋喃唑酮栓

（1）主要成分：每枚含明矾 79mg、乳香 11mg、冰片 1.2mg、呋喃唑酮 5.2mg、甲硝唑 5.2mg。

（2）适应证：适用于宫颈炎、宫颈糜烂、滴虫性阴道炎、细菌性阴道炎、霉菌性阴道炎；也可用于盆腔炎、附件炎。

（3）用法用量：阴道用药。一次 1 枚，隔日 1 次。用一次性手套将药栓置入阴道后穹隆部位，睡前用药。月经后用药，5 次为一疗程。

（4）不良反应：本品中呋喃唑酮及甲硝唑常导致恶心、呕吐等肠胃道反应、过敏反应（多为荨麻疹）、药物热、哮喘。也可有头痛、直立性低血压、低血糖等。

（5）注意事项：①肝功能减退患者宜慎用；②经期或阴道流血时禁用；③有活动性中枢神经系统疾病和血液病者禁用。

3. 双唑泰阴道凝胶

（1）主要成分：每支含甲硝唑200mg、克霉唑100mg、醋酸氯己定8mg。

（2）适应证：用于细菌性阴道病、念珠菌性外阴阴道病、滴虫性阴道炎以及阴道混合感染。

（3）用法用量：阴道给药。睡前洗净阴部，将本品送入阴道深处，每次1支，连用7日为一个疗程。停药后第一次月经净后再重复一疗程。

（4）不良反应

1）皮肤黏膜：偶见皮疹、阴道烧灼感、瘙痒或其他黏膜刺激症状。

2）胃肠道反应：如恶心、食欲减退、呕吐、腹泻、腹部不适、味觉改变、口干、口腔金属味等。

3）中枢神经系统：①可引起头痛、眩晕、晕厥、感觉异常、肢体麻木、共济失调和精神错乱等；②可引起癫痫发作和周围神经病变，后者主要表现为肢端麻木和感觉异常；③某些病例长期用药时可产生持续周围神经病变。

4）其他：①有血清氨基转移酶升高、发热、膀胱炎、排尿困难、尿液颜色发黑等，均属可逆性，停药后自行恢复；②可逆性粒细胞减少。

（5）注意事项：①有活动性中枢神经系统疾病和血液病患者禁用；②孕妇及哺乳期妇女禁用；③月经期间不能使用；④使用中若出现过敏症状或中枢神经系统不良反应，应立即停药；⑤治疗滴虫性阴道炎时，需同时治疗其性伴侣；⑥用药期间不应饮用含酒精的饮料；⑦治疗期应勤换洗衣物、洗澡，以提高疗效。

思考题：

1. β_1 受体拮抗剂不良反应的处理对策有哪些？

2. 举例说明降血糖药服用时间与用餐的关系。

3. 概述泌尿系统外用药的用法。

第三篇 中 药

第十二章 | 认识中药四气

《神农本草经·序例》曰："药有酸、咸、甘、苦、辛五味，又有寒、热、温、凉四气。"即指出药有四气、五味的不同，作用也就有了差异。这是古人在长期医疗实践中总结出来的用药规律，也是药性理论的基本内容之一。

四气，又称四性，是寒、热、温、凉四种不同的药性（狭义的）。这四种不同的药性，都是古人从药物作用于机体所发生的反应和对于疾病所产生的治疗效果而作出的概括性的归纳，如能够治疗热性证候的药物，便认为是寒性或凉性；能够治疗寒性证候的药物，便认为是温性或热性。所以一般说来，温性、热性的药物具有温里散寒的作用，寒性、凉性的药物具有清热泻火的作用。

药物的寒、热、温、凉四气，可归属于阴阳两个方面，寒凉为阴，温热为阳，两者作用相反。温与热，凉与寒仅是程度上的差别，所以本草上常有微寒（凉）、大温（热）的记载。此外，还有平性的药物，性质比较平和，但实际也有偏温、偏凉的不同，只是不明显而已，因此一般仍称四气。

将中药分为四气的目的是针对性治疗的需要。如"寒者热之，热者寒之"或"疗寒以热药，疗热以寒药"。因此，应用中药，必须掌握寒、热、温、凉四气，然后才能针对病情的阴阳寒热来正确选用寒凉药或温热药进行治疗。例如，患者表现为大热烦渴、面红目赤、脉搏洪数等阳盛的症状，便当用石膏、知母、黄连等寒性药来治疗；若表现为畏寒肢冷、面色苍白、脉搏微弱等阴盛的症状，便当用附子、干姜、肉桂等热性药来治疗。至于寒热错杂的病证，也可寒药、热药同用。如果治疗阳性的热病用热药，治疗阴性的寒病用寒药，则可能加重原有病情，甚至产生不良后果。温热药易伤阴助火，阴虚火旺者忌用；寒凉药易伤阳助寒，阳虚体寒者忌用。

需要说明的是药物的作用不仅与药物四气有关,还与药物的五味、升降沉浮、归经及炮制等有关。

第一节 寒 性 药

寒或凉性药大多具有清解里热作用,起清热泻火、燥湿、凉血、解毒、退虚热等多重功效。常见药如下:

一、白茅根

1. 性味、功能与主治　性寒,味甘。凉血止血,清热利尿。用于血热吐血,衄血,尿血,热病烦渴,湿热黄疸,水肿尿少,热淋涩痛。

2. 含白茅根中成药——肾复康胶囊

(1)主要成分:土茯苓、槐花、白茅根、益母草、广藿香。

(2)功能与主治:清热利尿,益肾化浊。用于热淋涩痛,急性肾炎水肿,慢性肾炎急性发作。

(3)用法用量:口服。一次4~6粒(0.3g/粒),一日3次。

(4)注意事项:孕妇慎用。

二、车前草

1. 性味、功能与主治　性寒,味甘。清热利尿通淋,祛痰,凉血,解毒。用于热淋涩痛,水肿尿少,暑湿泄泻,痰热咳嗽,吐血衄血,痈肿疮毒。

2. 含车前草中成药——复方金钱草颗粒

(1)主要成分:广金钱草、车前草、光石韦、玉米须。

(2)功能与主治:清热祛湿,通淋排石。用于湿热下注所致的热淋、石淋。症见尿急、尿频、尿痛、腰痛;泌尿系结石、尿路感染见上述证候者。

(3)用法用量:开水冲服。一次1~2袋(3g/袋),一日3次。

三、蒲公英

1. 性味、功能与主治　性寒,味苦、甘。清热解毒,消肿散结,利尿通淋。用于疔疮肿毒,乳痈,瘰疬,目赤,咽痛,肺痈,肠痈,湿热黄疸,热淋涩痛。

2. 含蒲公英中成药——蒲地蓝消炎口服液

(1)主要成分:黄芩、蒲公英、苦地丁、板蓝根。

(2)功能与主治:清热解毒,消肿利咽。用于疖肿、腮腺炎、咽炎、扁桃体炎。

（3）用法用量：口服。一次 10ml（相当于饮片 10.01g），一日 3 次，小儿酌减。如有沉淀，摇匀后服用。

（4）注意事项：①忌食辛辣刺激性食物；②用药期间不宜同时服用温热性药物；③症见腹痛、喜暖、泄泻等脾胃虚寒者慎用。

四、胖大海

1. 性味、功能与主治　性寒，味甘。清热润肺，利咽开音，润肠通便。用于肺热声哑，干咳无痰，咽喉干痛，热结便闭，头痛目赤。

2. 含胖大海中成药——黄氏响声丸

（1）主要成分：薄荷、浙贝母、连翘、蝉蜕、胖大海、酒大黄、川芎、方儿茶、桔梗、诃子肉、甘草、薄荷脑。

（2）功能与主治：疏风清热，化痰散结，利咽开音。用于风热外束、痰热内盛所致的急、慢性喉暗，症见声音嘶哑、咽喉肿痛、咽干灼热、咽中有痰，或寒热头痛，或便秘尿赤；急慢性喉炎及声带小结、声带息肉初起见上述证候者。

（3）用法用量：口服。一次 8 丸（炭衣丸，每丸重 0.1g）或一次 6 丸（炭衣丸，每丸重 0.133g）或一次 20 丸（糖衣丸，每瓶装 400 丸）。

（4）注意事项：①忌辛辣、鱼腥食物；②孕妇慎用；③凡声嘶、咽痛，兼见恶寒发热、鼻流清涕等外感风寒及胃寒便溏者慎用。

五、栀子

1. 性味、功能与主治　性寒，味苦。泻火除烦，清热利尿，凉血解毒；外用消肿止痛。用于热病心烦，湿热黄疸，淋证涩痛，血热吐衄，目赤肿痛，火毒疮疡；外治扭挫伤痛。

2. 含栀子中成药——清火栀麦片

（1）主要成分：穿心莲、栀子、麦冬。

（2）功能与主治：清热解毒，凉血消肿。用于肺胃热盛所致的咽喉肿痛、发热、牙痛、目赤。

（3）用法用量：口服。一次 2 片，一日 2 次。

（4）注意事项：①忌烟、酒及辛辣、油腻食物；②不宜在服药期间同时服用滋补性中药；③有高血压、心脏病、肝病、糖尿病、肾病等慢性疾病严重者应在医师指导下使用；④儿童、孕妇、哺乳期妇女、年老体弱及脾虚便溏者应在医师指导下使用；⑤发热体温超过 38.5℃的患者，应去医院就诊；⑥服药 3 天症状无缓解，应去医院就诊等。

3. 含栀子中成药——清淋颗粒

（1）主要成分：瞿麦、萹蓄、木通、盐车前子、滑石、栀子、大黄、炙甘草。

（2）功能与主治：清热泻火，利水通淋。用于膀胱湿热所致的淋症、癃闭，症见尿频涩痛、淋沥不畅、小腹胀满、口干咽燥。

（3）用法用量：口服。一次 1 袋（10g/ 袋），一日 2 次。小儿酌减。

（4）注意事项：孕妇忌服，体质虚弱者不宜服。

4. 含栀子中成药——茵栀黄口服液

（1）主要成分：茵陈提取物、栀子提取物、黄芩提取物及金银花提取物。

（2）功能与主治：清热解毒，利湿退黄。用于肝胆湿热所致的黄疸，症见面目悉黄、胸胁胀痛、恶心呕吐、小便黄赤；急、慢性肝炎见上述证候者。

（3）用法用量：口服。一次 10ml（含黄芩苷 0.4g），一日 3 次。

（4）注意事项：服用期间忌酒及辛辣之品。

六、马齿苋

1. 性味、功能与主治　性寒，味酸。清热解毒，凉血止血，止痢。用于热毒血痢，痈肿疔疮，湿疹，丹毒，毒蛇咬伤，便血，痔血，崩漏下血。

2. 含马齿苋中成药——安宫止血颗粒

（1）主要成分：益母草、马齿苋。

（2）功能与主治：活血化瘀，清热止血。用于瘀热内蕴所致的恶露不净，症见恶露不止、小腹疼痛、口燥咽干；人工流产及产后子宫复位不全见上述证候者。

（3）用法用量：温开水冲服。一次 1 袋（4g/ 袋），一日 3 次，7～10 日为一个疗程。

（4）注意事项：①用药期间，注意观察阴道出血量的变化；②本品不适用于因胎盘、胎膜残留引起的产后出血；③孕妇忌用。

七、蝉蜕

1. 性味、功能与主治　性寒，味甘。散风除热，利咽，透疹，明目退翳，解痉。用于风热感冒，咽痛音哑，麻疹不透，风疹瘙痒，目赤翳障，惊风抽搐，破伤风。

2. 含蝉蜕中成药——咽炎片

（1）主要成分：玄参、制百部、天冬、牡丹皮、麦冬、制款冬花、木蝴蝶、地黄、板蓝根、青果、蝉蜕、薄荷油。

（2）功能与主治：养阴润肺，清热解毒，清利咽喉，镇咳止痒。用于慢性咽炎引起的咽干、咽痒、刺激性咳嗽等。

（3）用法用量：口服。一次 5 片（0.26g/ 片），一日 3 次。

（4）注意事项：①忌辛辣、鱼腥食物；②孕妇慎用；③服药 7 天后症状无改善，或出现其他症状，应去医院就诊等。

八、石膏

1. 性味、功能与主治　性大寒，味甘、辛。清热泻火，除烦止渴。用于外感热病，高热烦渴，肺热喘咳，胃火亢盛，头痛，牙痛。

2. 含石膏中成药——连花清瘟胶囊

（1）主要成分：连翘、金银花、炙麻黄、炒苦杏仁、石膏、板蓝根、绵马贯众、鱼腥草、广藿香、大黄、红景天、薄荷脑、甘草。

（2）功能与主治：清瘟解毒，宣肺泄热。用于治疗流行性感冒属热毒袭肺证，症见发热或高热，恶寒，肌肉酸痛，鼻塞流涕，咳嗽，头痛，咽干咽痛，舌偏红，苔黄或黄腻等。

（3）用法用量：口服。一次 4 粒（0.35g/ 粒），一日 3 次。

（4）注意事项：①忌烟、酒及辛辣、生冷、油腻食物；②不宜在服药期间同时服用滋补性中药；③风寒感冒者不适用；④高血压、心脏病患者慎用，有肝病、糖尿病、肾病等慢性疾病严重者应在医师指导下服用；⑤儿童、孕妇、哺乳期妇女、年老体弱及脾虚便溏者应在医师指导下服用；⑥发热体温超过 38.5℃的患者，应去医院就诊。

九、水牛角

1. 性味、功能与主治　性寒，味苦。清热凉血，解毒，定惊。用于温病高热，神昏谵语，发斑发疹，吐血衄血，惊风，癫狂。

2. 含水牛角中成药——清开灵颗粒

（1）主要成分：胆酸、珍珠母、猪去氧胆酸、栀子、水牛角、板蓝根、黄芩苷、金银花。

（2）功能与主治：清热解毒，镇静安神。用于外感风热时毒、火毒内盛所致高热不退、烦躁不安、咽喉肿痛、舌质红绛、苔黄、脉数者；上呼吸道感染，病毒性感冒，急性化脓性扁桃体炎，急性咽炎，急性气管炎，高热等症属上述证候者。

（3）用法用量：口服。一次 1～2 袋（1.5g/ 袋），一日 2～3 次。儿童酌减，或遵医嘱。

（4）注意事项：久病体虚患者如出现腹泻时慎用。

清开灵有颗粒剂、片剂和口服液等剂型,辅料可能不同;生产厂家不同,辅料亦可不同等。

十、丹参

1. 性味、功能与主治　性微寒,味苦。活血祛瘀,通经止痛,清心除烦,凉血消痈。用于胸痹心痛,脘腹胁通,癥瘕积聚,热痹疼痛,心烦不眠,月经不调,痛经经闭,疮疡肿痛。

2. 含丹参中成药——丹参片

(1)主要成分:丹参。

(2)功能与主治:活血化瘀。用于瘀血闭阻所致的胸痹,症见胸部疼痛、痛处固定、舌质紫暗;冠心病心绞痛见上述证候者。

(3)用法用量:口服。一次3～4片,一日3次。

3. 含丹参中成药——复方丹参片

(1)主要成分:丹参、三七、冰片。

(2)功能与主治:活血化瘀,理气止痛。用于气滞血瘀所致的胸痹,症见胸闷、心前区刺痛;冠心病心绞痛见上述证候者。

(3)用法用量:口服。一次 3 片(薄膜衣小片或糖衣片,每片均相当于饮片 0.6g)或 1 片(薄膜衣大片,每片相当于饮片 1.8g),一日 3 次。

(4)注意事项:①本品系活血化瘀之药,孕妇禁用;②忌食生冷、辛辣、油腻食物,忌烟酒、浓茶;③寒凝血瘀胸痹心痛者不宜使用;④个别患者有胃肠不适和作呕。

第二节　凉　性　药

一、枇杷叶

1. 性味、功能与主治　性凉,味苦。清肺止咳,降逆止呕。用于肺热咳嗽,气逆喘急,胃热呕吐,烦热口渴。

2. 含枇杷叶中成药——强力枇杷露

(1)主要成分:枇杷叶、罂粟壳、百部、白前、桑白皮、桔梗、薄荷脑。

(2)功能与主治:养阴敛肺,止咳祛痰。用于久咳劳嗽,支气管炎。

(3)用法用量:口服。一次 15ml,一日 3 次。

(4)注意事项:儿童、孕妇、哺乳期妇女禁用;糖尿病患者慎用;本品含罂粟壳,不宜久服。

二、川贝母

1. 性味、功能与主治 性凉,味甘、苦。清热润肺,化痰止咳,散结消痈。用于肺热燥咳,干咳少痰,阴虚劳嗽,痰中带血,瘰疬,乳痈,肺痈。

2. 含川贝母中成药——川贝枇杷糖浆

(1)主要成分:川贝母流浸膏、枇杷叶、桔梗、薄荷脑。

(2)功能与主治:清热宣肺,化痰止咳。用于风热犯肺、痰热内阻所致的咳嗽痰黄或咯痰不爽、咽喉肿痛、胸闷胀痛;感冒、支气管炎见上述证候者。

(3)用法用量:口服。一次 10ml,一日 3 次。

(4)注意事项:①忌烟、酒及辛辣、生冷、油腻食物;②不宜在服药期间同时服用滋补性中药;③风寒感冒者不适用等。

三、决明子

1. 性味、功能与主治 性凉,味甘、苦、咸。清热明目,润肠通便。用于目赤涩痛,羞明多泪,头痛眩晕,目暗不明,大便秘结。

2. 含决明子中成药——明目蒺藜丸

(1)主要成分:黄连、川芎、白芷、盐水炙蒺藜、地黄、荆芥、旋覆花、菊花、薄荷、微炒蔓荆子、黄柏、连翘、密蒙花、防风、赤芍、姜水炙栀子、当归、甘草、炒决明子、黄芩、蝉蜕、石决明、木贼。

(2)功能与主治:清热散风,明目退翳。用于上焦火盛引起的暴发火眼,云蒙障翳,羞明多眵,眼边赤烂,红肿痛痒,迎风流泪。

(3)用法用量:口服。一次 9g(每 20 粒重 1g),一日 2 次。

注意事项:①忌烟、酒、辛辣食物,忌鱼、虾腥物;②对脾胃虚寒,大便溏薄者慎用,对小儿、老人用量酌减;③用药后 3 天症状无改善者应到医院就诊等。

四、牡丹皮

1. 性味、功能与主治 性凉,味辛、苦。清热凉血,活血化瘀。用于热入营血,温毒发斑,吐血衄血,夜热早凉,无汗骨蒸,经闭痛经,跌扑伤痛,痈肿疮毒。

2. 含牡丹皮中成药——双丹口服液

(1)主要成分:丹参、牡丹皮。

(2)功能与主治:活血化瘀,通脉止痛。用于瘀血痹阻所致的胸痹,症见胸闷、心痛。

(3)用法用量:口服。一次 20ml(10ml/支),一日 2 次。

五、薄荷

1. 性味、功能与主治　性凉，味辛。疏散风热，清利头目，利咽，透疹，疏肝行气。用于风热感冒，风温初起，头痛，目赤，喉痹，口疮，风疹，麻疹，胸胁胀闷。

2. 含薄荷脑中成药——风油精

（1）主要成分：薄荷脑、水杨酸甲酯、樟脑、桉油、丁香酚。

（2）功能与主治：清凉，止痛，驱风，止痒。用于蚊虫叮咬及伤风感冒引起的头痛，头晕，晕车不适。

（3）用法用量：外用，涂擦于患处。口服，一次4～6滴。

（4）注意事项：①孕妇和3岁以下婴幼儿慎用；②皮肤有烫伤、损伤及溃疡者禁用；③涂药时注意不要将药误入眼内；④外搽后皮肤出现皮疹瘙痒者应停用；⑤瓶盖宜拧紧，以防止药物挥发等。

3. 含薄荷脑中成药——清凉油

（1）主要成分：薄荷脑、薄荷素油、樟脑油、樟脑、桉油、丁香油、肉桂油等。

（2）功能与主治：清凉散热，醒脑提神，止痒止痛。用于感冒头痛，中暑，晕车，蚊虫叮咬。

（3）用法用量：搽于头部太阳穴或患处，一日2～3次。

（4）注意事项：①本品为外用药，禁止内服；②使用本品时切勿触及眼睛、口腔等黏膜，皮肤破损处忌用；③涂布部位如有明显的灼热感或瘙痒、局部红肿等情况，应停止用药，洗净，必要时向医师咨询等。

4. 含薄荷脑中成药——复方薄荷脑鼻用吸入剂

（1）主要成分：薄荷脑、樟脑、水杨酸甲酯。

（2）适应证：用于感冒引起的鼻塞。

（3）用法用量：有鼻塞时使用，使用时，旋下外套，将塑料内管紧密接触一侧鼻孔，用手指按压另一侧鼻孔，然后深吸气2～3次。

（4）注意事项：①孕妇和哺乳期妇女慎用，不适用于儿童；②本品只宜经鼻吸入；③使用本品3～5天后，如果症状未改善，请咨询医师；④本品挥发性强，使用完毕，请将外套旋紧。

尚有多种含有薄荷或薄荷提取物的喉片，如清凉润喉片、金嗓子喉片等。

六、牛黄

1. 性味、功能与主治　性凉、味甘。清心，豁痰，开窍，凉肝，息风，解毒。用于热病神昏，中风痰迷，惊痫抽搐，癫痫发狂，咽喉肿痛，口舌生疮，痈肿疔疮。

2. 含牛黄中成药——安宫牛黄丸

（1）主要成分：牛黄、水牛角浓缩粉、麝香或人工麝香、珍珠、朱砂、雄黄、黄连、黄芩、栀子、郁金、冰片。

（2）功能与主治：清热解毒，镇惊开窍。用于热病，邪入心包，高热惊厥，神昏谵语；中风昏迷及脑炎、脑膜炎、中毒性脑病、脑出血、败血症见上述证候者。

（3）用法用量：口服。一次 1 丸（3g/ 丸），一日 1 次。儿童用量遵医嘱。

（4）不良反应：有文献报道不当使用本品致体温过低，亦有个别患者引起过敏反应。

（5）注意事项：①本品为热闭神昏所设，寒闭神昏不得使用；②本品处方中含麝香或人工麝香，芳香走窜，有损胎气，孕妇慎用；③服药期间饮食宜清淡，忌食辛辣油腻之品，以免助火生痰；④本品处方中含朱砂（主含 HgS）、雄黄（主含 As_2S_2），不宜过量久服，肝肾功能不全者慎用；⑤在治疗过程中如出现肢寒畏冷，面色苍白，冷汗不止，脉微欲绝，由闭证变为脱证时，应立即停药；⑥高热神昏，中风昏迷等口服本品困难者，当鼻饲给药；⑦孕妇及哺乳期妇女、儿童、老年人使用本品应遵医嘱；⑧运动员慎用；⑨不可直接整丸吞服，建议嚼服或掰碎、切碎后服用。

3. 人工牛黄　在《中国药典》（2020 年版）中，收载人工牛黄由牛胆粉、胆酸、猪去氧胆酸、牛磺酸、胆红素、胆固醇、微量元素等加工制成。人工牛黄是我国传统名贵动物药材牛黄的代用品，具有清热解毒，化痰定惊之功效，用于痰热谵狂，神昏不语，小儿急惊风，咽喉肿痛，口舌生疮，痈肿疔疮。

4. 含人工牛黄中成药——牛黄解毒片

（1）主要成分：人工牛黄、雄黄、石膏、大黄、黄芩、桔梗、冰片、甘草。

（2）功能与主治：清热解毒。用于火热内盛，咽喉肿痛，牙龈肿痛，口舌生疮，目赤肿痛。

（3）用法用量：口服。一次 3 片（片芯重 0.27g），一日 2～3 次。

（4）注意事项：①孕妇、哺乳期妇女、婴幼儿禁用；②不宜久服。

七、淡豆豉

1. 性味、功能与主治　性凉，味苦、辛。解表，除烦，宣发郁热。用于感冒，寒热头痛，烦躁胸闷，虚烦不眠。

2. 含淡豆豉中成药——维 C 银翘片

（1）主要成分：山银花、连翘、荆芥、淡豆豉、淡竹叶、牛蒡子、芦根、桔梗、甘草、马来酸氯苯那敏、对乙酰氨基酚、维生素 C、薄荷素油。

（2）功能与主治：疏风解表，清热解毒。用于外感风热所致的流行性感冒，症见发热、头痛、咳嗽、口干、咽喉疼痛。

（3）用法用量：口服。一次 2 片（每片含维生素 C 49.5mg、对乙酰氨基酚 105mg 和马来酸氯苯那敏 1.05mg 等），一日 3 次。

（4）不良反应：可见困倦、嗜睡、口渴、虚弱感；偶见皮疹、荨麻疹、药热及粒细胞减少等；长期大量用药会导致肝肾功能异常。

（5）注意事项：①忌烟、酒及辛辣、生冷、油腻食物；②不宜在服药期间同时服用滋补性中药；③不适用于风寒感冒，表现为恶寒明显，无汗，头痛身酸，鼻塞流清涕；④该药品含马来酸氯苯那敏、对乙酰氨基酚、维生素 C，注意事项见"氨咖黄敏胶囊"和"维生素 C 片"；⑤心脏病、糖尿病等慢性疾病严重者应在医师指导下服用；⑥严重肝肾功能不全者禁用。

八、罗汉果

1. 性味、功能与主治　性凉，味甘。清热润肺，利咽开音，滑肠通便。用于肺火燥咳，咽痛失音，肠燥便秘。

2. 含罗汉果中成药——罗汉果止咳糖浆

（1）主要成分：罗汉果、枇杷叶、桑白皮、白前、百部、桔梗、薄荷油。

（2）功能与主治：祛痰止咳。用于感冒咳嗽。

（3）用法用量：口服。一次 10～15ml，一日 3 次。

（4）注意事项：①忌食辛辣、油腻食物；②本品适用于伤风咳嗽，寒热症状不明显者；③支气管扩张、肺脓疡、肺心病、肺结核、糖尿病患者应在医师指导下服用等。

第三节　温　性　药

温或热性药具有散寒、温里、助阳等作用，可驱散风寒、健脾暖胃、益气养血、温补肾阳。

一、生姜

1. 性味、功能与主治　性微温，味辛。解表散寒，温中止呕，化痰止咳，解鱼虾毒。用于风寒感冒，胃寒呕吐，寒痰咳嗽，鱼虾中毒。

2. 含生姜中成药——二陈丸

（1）主要成分：陈皮、制半夏、茯苓、甘草、生姜汁。

（2）功能与主治：燥湿化痰，理气和胃。用于痰湿停滞导致的咳嗽痰多，胸脘胀闷，恶心呕吐。

（3）用法用量：口服。一次9～15g（每100粒重6g），一日2次。

（4）注意事项：①忌烟、酒及辛辣、生冷、油腻食物；②不宜在服药期间同时服用滋补性中药；③肺阴虚所致的燥咳不适用；④支气管扩张、肺脓疡、肺心病、肺结核等患者出现咳嗽时应去医院就诊；⑤有高血压、心脏病、肝病、糖尿病、肾病等慢性疾病严重者应在医师指导下服用；⑥服药期间，若患者发热体温超过38.5℃，或出现喘促气急者，或咳嗽加重、痰量明显增多者，应去医院就诊。

二、艾叶

1. 性味、功能与主治　性温，味辛、苦，有小毒。温经止血，散寒止痛；外用祛湿止痒。用于吐血，衄血，崩漏，月经过多，胎漏下血，少腹冷痛，经寒不调，宫冷不孕；外治皮肤瘙痒。醋艾叶炭温经止血，用于虚寒性出血。

2. 含艾叶中成药——艾附暖宫丸

（1）主要成分：艾叶炭、醋香附、制吴茱萸、肉桂、当归、川芎、酒炒白芍、地黄、炙黄芪、续断。

（2）功能与主治：理气补血，暖宫调经。用于血虚气滞、下焦虚寒所致的月经不调、痛经，症见行经后错、经量少、有血块、小腹疼痛、经行小腹冷痛喜热、腰膝酸痛。

（3）用法用量：口服。小蜜丸一次9g，大蜜丸一次1丸（9g/丸），一日2～3次。

（4）注意事项：①孕妇禁用；②忌食辛辣、生冷食物，不宜洗凉水澡，注意保暖；③感冒时不宜服用；④经行有块伴腹痛拒按或胸胁胀痛者不宜选用；⑤平素月经正常，突然出现月经过少，或经期后错，或阴道不规则出血或带下伴阴痒，或赤带者应去医院就诊等。

3. 含艾叶中成药——洁尔阴洗液

（1）主要成分：蛇床子、艾叶、独活、石菖蒲、苍术、薄荷、黄柏、黄芩、苦参、地肤子、茵陈、土荆皮、栀子、山银花。

（2）功能与主治：清热燥湿，杀虫止痒。

1）用于妇女湿热带下：症见阴部瘙痒红肿，带下量多，色黄或如豆渣状，口苦口干，尿黄便结。适用于霉菌性、滴虫性阴道炎见上述症状者。

2）用于皮肤病：湿疹（湿热型）、接触性皮炎（热毒夹湿型）、体股癣（风湿热型）。

（3）用法用量

1）外阴炎、阴道炎：用 10% 浓度洗液（即取本品 10ml 加温开水至 100ml 混匀）擦洗外阴，用冲洗器将 10% 的洁尔阴洗液送至阴道深部冲洗阴道，一日 1 次，7 天为一疗程。

2）接触性皮炎、湿疹：用 3% 浓度洗液（即取本品 3ml 加冷开水至 100ml 混匀）湿敷患处，皮损轻者一日 2～3 次，每次 30～60 分钟；无溃破者，可直接用原液涂擦，一日 3～4 次；7 天为一疗程。

3）体股癣：用 50% 浓度洗液（即取本品 50ml 加冷开水至 100ml 混匀）涂擦患处，一日 3 次，21 天为一疗程。

（4）不良反应：个别患者皮损处出现皮肤潮红加重、刺痛等。

（5）注意事项：①忌食辛辣、生冷、油腻食物；②切勿接触眼睛、口腔等黏膜处，皮肤破溃处禁用；③外阴白色病变、糖尿病所致的瘙痒不宜使用；④若使用中出现刺痛，皮肤潮红加重，暂停使用；⑤严格按说明书要求使用，不可随意提高浓度，外阴、肛门等处勿直接用原液擦洗。

三、花椒

1. 性味、功能与主治　性温，味辛。温中止痛，杀虫止痒。用于脘腹冷痛，呕吐泄泻，虫积腹痛、蛔虫症；外治湿疹，阴痒。

2. 含花椒中成药——通络祛痛膏

（1）主要成分：当归、川芎、红花、山柰、花椒、胡椒、丁香、肉桂、荜茇、干姜、大黄、樟脑、冰片、薄荷脑。

（2）功能与主治：活血通络，散寒除湿，消肿止痛。用于腰部、膝部骨性关节炎瘀血停滞、寒湿阻络证，症见关节刺疼或钝痛，关节僵硬，屈伸不利，畏寒肢冷。用于颈椎病（神经根型）瘀血停滞、寒湿阻络证，症见颈项疼痛、肩臂疼痛、颈项活动不利、肢体麻木、畏寒肢冷、肢体困重等。

（3）用法用量：外用，贴患处。腰部、膝部骨性关节病，一次 1～2 贴，一日 1 次，15 天为一疗程；颈椎病（神经根型），一次 2 贴，一日 1 次，21 天为一疗程。

（4）注意事项：①每次贴敷不超过 12 小时，以防贴敷处过敏，过敏者禁用；②孕妇慎用；③小儿在医师指导下使用；④皮肤破损处忌用。

四、八角茴香

1. 性味、功能与主治　性温，味辛。温阳散寒，理气止痛。用于寒疝腹痛，肾虚腰痛，胃寒呕吐，脘腹冷痛。

2. 含八角茴香中成药——麝香壮骨膏

（1）主要成分：八角茴香、山柰、生川乌、生草乌、麻黄、白芷、苍术、当归、干姜、人工麝香、薄荷脑、樟脑、冰片、水杨酸甲酯、盐酸苯海拉明、硫酸软骨素钠。

（2）功能与主治：镇痛，消炎。用于风湿痛，关节痛，腰痛，神经痛，肌肉酸痛，扭伤，挫伤。

（3）用法用量：外用，贴患处。将患处皮肤表面洗净，擦干，撕去覆盖在膏布上的隔离层，将膏面贴于患处的皮肤上。天冷时，可辅以按摩与热敷。

（4）注意事项：①本品为外用药，禁止内服；②忌食生冷、油腻食物；③有皮肤病者慎用；④运动员慎用；⑤皮肤破溃或感染处禁用；⑥本品含盐酸苯海拉明、硫酸软骨素，哺乳期妇女慎用，孕妇禁用；⑦儿童、年老体弱者应在医师指导下使用；⑧本品不宜长期或大面积使用，使用中如有皮肤发痒、变红或其他不适等过敏现象时，应立即取下，症状严重者应去医院就诊。

五、苍耳子

1. 性味、功能与主治　性温，味辛、苦，有毒。散风寒，通鼻窍，祛风湿。用于风寒头痛，鼻塞流涕，风疹瘙痒，湿痹拘挛。

2. 含苍耳子中成药——鼻窦炎口服液

（1）主要成分：辛夷、荆芥、薄荷、桔梗、竹叶柴胡、苍耳子、白芷、川芎、黄芩、栀子、茯苓、川木通、黄芪、龙胆草。

（2）功能与主治：疏散风热，清热利湿，宣通鼻窍。用于风热犯肺、湿热内蕴所致的鼻塞不通、流黄稠涕；急慢性鼻炎、鼻窦炎见上述证候者。

（3）用法用量：口服。一次 1 支（10ml/ 支），一日 3 次；20 天为一疗程。

（4）注意事项：①忌烟酒、辛辣、鱼腥食物；②不宜在服药期间同时服用滋补性中药；③有高血压、心脏病、肝病、糖尿病、肾病等慢性疾病严重者应在医师指导下服用；④严格按用法用量服用，该药品不宜长期服用。

六、紫苏叶

1. 性味、功能与主治　性温，味辛。解表散寒，行气和胃。用于风寒感冒，咳嗽呕恶，妊娠呕吐，鱼蟹中毒。

2. 含紫苏叶油中成药——藿香正气水

（1）主要成分：苍术、陈皮、姜制厚朴、白芷、茯苓、大腹皮、生半夏、甘草浸膏、广藿香油、紫苏叶油。

（2）功能与主治：解表化湿，理气和中。用于外感风寒、内伤湿滞或夏伤暑湿所致的感冒，症见头痛昏重、胸膈痞闷、脘腹胀痛、呕吐泄泻；胃肠型感冒见上述证候者。

（3）用法用量：口服。一次5～10ml，一日2次。

（4）注意事项：①忌烟、酒及辛辣、生冷、油腻食物，饮食宜清淡；②不宜在服药期间同时服用滋补性中药；③有高血压、心脏病、肝病、糖尿病、肾病等慢性疾病严重者应在医师指导下服用；④儿童、孕妇、哺乳期妇女、年老体弱者应在医师指导下服用；⑤吐泻严重者应及时去医院就诊；⑥本品含乙醇40%～50%，服药后不得驾驶机、车、船，不得从事高空作业、机械作业及操作精密仪器等。

七、三七

1. 性味、功能与主治　性温，味甘、微苦。散瘀止血，消肿定痛。用于咯血，吐血，衄血，便血，崩漏，外伤出血，胸腹刺痛，跌扑肿痛。

2. 含三七中成药——三七片

（1）主要成分：三七。

（2）功能与主治：散瘀止血，消肿止痛。用于咯血，吐血，衄血，便血，崩漏，外伤出血，胸腹刺痛，跌扑肿痛。

（3）用法用量：口服。一次2～6片（0.5g三七/片），一日3次。

（4）注意事项：①忌生冷、油腻食物；②孕妇忌服，儿童、经期及哺乳期妇女、年老体弱者应在医师指导下服用；③有高血压、心脏病、肝病、糖尿病、肾病等慢性疾病严重者应在医师指导下服用，肝肾功能异常者禁用；④如出血较多或不止者，应及时去医院就诊等。

3. 含三七中成药——云南白药胶囊

（1）成分：国家保密方，本品含制草乌，其余成分略。

（2）功能与主治：化瘀止血，活血止痛，解毒消肿。用于跌扑损伤，瘀血肿痛，吐血、咳血、便血、痔血、崩漏下血，手术出血，疮疡肿毒及软组织挫伤，闭合性骨折，支气管扩张及肺结核咳血，溃疡病出血，以及皮肤感染性疾病。

（3）用法用量

1）用法：①刀、枪、跌扑诸伤，无论轻重，出血者用温开水送服；②瘀血肿痛与未流血者用酒送服；③妇科各症，用酒送服，但月经过多、红崩，用温水送服；④毒疮初起，服0.25g，另取药粉，用酒调匀，敷患处，如已化脓，只需内服；⑤其他内出血各症均可内服；⑥凡遇较重之跌扑损伤可先服保险子1粒，轻伤及其他病症不必服。

2）用量：一次 1～2 粒（0.25g/ 粒），一日 4 次（2～5 岁儿童按 1/4 剂量服用；6～12 岁儿童按 1/2 剂量服用）。

（4）注意事项：①服药一日内，忌食蚕豆、鱼类及酸冷食物；②外用前务必清洁创面；③孕妇忌用；④极少数患者服药后导致过敏性药疹，出现胸闷、心慌、腹痛、恶心呕吐、全身奇痒、躯干及四肢等部位出现荨麻疹。

八、蟾酥

1. 性味、功能与主治　性温，味辛，有毒。解毒，止痛，开窍醒神。用于痈疽疔疮，咽喉肿痛，中暑神昏，痧胀腹痛吐泻。

2. 含蟾酥中成药——六神丸

（1）主要成分：人工麝香、雄黄、蟾酥等 6 味。

（2）功能与主治：清凉解毒，消炎止痛。用于烂喉丹痧，咽喉肿痛，喉风喉痛，单双乳蛾（扁桃体炎），小儿热疖，痈疡疔疮，乳痈发背，无名肿毒。

（3）用法用量：口服。一日 3 次，温开水吞服；小儿 1 岁每次服 1 粒（3.125mg/粒），2 岁每次服 2 粒，3 岁每次服 3～4 粒，4～8 岁每次服 5～6 粒，9～10 岁每次服 8～9 粒，成人每次服 10 粒。

另可外敷在皮肤红肿处，取丸十数粒，用冷开水或米醋少许，盛食匙中化散，敷搽四周，每日数次常保潮润，直至肿退为止。如红肿已出脓或已穿烂，切勿再敷。

（4）注意事项：①因含人工麝香，运动员慎用，孕妇禁用，新生儿禁用；②本品不能含服或含化。

九、硫黄

1. 性味、功能与主治　性温，味酸，有毒。外用解毒杀虫疗疮；内服补火助阳通便。外治用于疥癣，秃疮，阴疽恶疮；内服用于阳痿足冷，虚喘冷哮，虚寒便秘。

2. 含硫黄中成药——复方硫黄乳膏

（1）主要成分：硫黄、硼砂。

（2）适应证：解毒，杀虫，疗疮，止痒。主用于疥癣、湿疹等皮肤病及脂溢性皮炎。

（3）用法用量：外用，涂于患处（或加适量温水溶化后洗涤患处），一日3～4 次，数分钟后用温水洗净。洗头时，取本品 7～10g 加适量温水溶化后洗头,淋于发上,揉搓数分钟后用温水洗净。但不应将本品直接搓于头发上,以免药物不能充分作用于头皮而降低疗效。洗澡时,可将本品直接搓于患处,数分钟后,用清水洗净。

（4）注意事项：①与生物碱的盐,硫酸锌和其他重金属盐有配伍禁忌；②孕妇及哺乳期妇女禁用,儿童慎用。

（5）药理作用：硫黄药理作用同"硫软膏"项；硼砂具有轻度抑菌作用。

十、香薷

1. 性味、功能与主治　性微温,味辛。发汗解表,化湿和中。用于暑湿感冒,恶寒发热,头痛无汗,腹痛吐泻,水肿,小便不利。

2. 含香薷中成药——肠炎宁片

（1）主要成分：地锦草、金毛耳草、樟树根、香薷、枫香树叶。

（2）适应证：清热利湿,行气。用于大肠湿热所致的泄泻、痢疾,症见大便泄泻,或大便脓血、里急后重、腹痛腹胀；急慢性胃肠炎、腹泻、细菌性痢疾、小儿消化不良见上述证候者。

（3）用法用量：口服。一次 4～6 片（糖衣片,0.28g/片）,一日 3～4 次；小儿酌减。

（4）注意事项：①饮食宜清淡,忌烟、酒及辛辣、生冷、油腻食物；②不宜在服药期间同时服用滋补性中药；③有高血压、心脏病、肝病、糖尿病、肾病等慢性疾病严重者应在医师指导下服用；④服药 3 天症状未缓解,应去医院就诊,有慢性结肠炎、溃疡性结肠炎便脓血等慢性疾病史者,患泄泻时应去医院就诊；⑤孕妇禁用。

第四节　热　性　药

一、肉桂

1. 性味、功能与主治　性大热,味辛、甘。补火助阳,引火归元,散寒止痛,温通经脉。用于阳痿宫冷,腰膝冷痛,肾虚作喘,阳虚上浮,眩晕目赤,心腹冷痛,虚寒吐泻,寒疝腹痛,痛经经闭。

2. 含肉桂中成药——温胃舒颗粒

（1）主要成分：党参、制附子、炙黄芪、肉桂、山药、制肉苁蓉、炒白术、炒山楂、乌梅、砂仁、陈皮、补骨脂。

（2）功能与主治：温胃止痛。用于慢性胃炎，胃脘凉痛，饮食生冷，受寒痛甚。

（3）用法用量：开水冲服。一次 1～2 袋（10g/ 袋），一日 2 次。

（4）注意事项：①胃大出血时忌用；②孕妇忌用；③胃脘灼热痛证、重度胃痛应在医师指导下服用；④糖尿病患者、儿童及年老体虚者应在医师指导下服用；⑤服本药 3 天症状未改善，应停止服用，并去医院就诊。

二、干姜

1. 性味、功能与主治　性热，味辛。温中散寒，回阳通脉，温肺化饮。用于脘腹冷痛，呕吐泄泻，肢冷脉微，寒饮喘咳。

2. 含干姜中成药——十滴水

（1）主要成分：樟脑、干姜、大黄、小茴香、肉桂、辣椒、桉油。

（2）功能与主治：健胃，祛暑。用于因中暑而引起的头晕、恶心、腹痛、胃肠不适。

（3）用法用量：口服。一次 2～5ml；儿童酌减。

（4）注意事项：①饮食宜清淡，忌酒及辛辣、生冷、油腻食物；②不宜在服药期间同时服用滋补性中药；③有高血压、心脏病、肝病、糖尿病、肾病等慢性疾病严重者应在医师指导下服用；④孕妇忌服，儿童、哺乳期妇女、年老体弱者应在医师指导下服用；⑤因辅料含乙醇，故驾驶员、高空作业者等慎用；⑥严格按用法用量服用，本品不宜长期服用；⑦服药 3 天症状无缓解，应去医院就诊；⑧对本品及乙醇过敏者禁用，过敏体质者慎用等。

✎ 附：平性药

一、灵芝

1. 性味、功能与主治　性平，味甘。补气安神，止咳平喘。用于心神不宁，失眠心悸，肺虚咳喘，虚劳短气，不思饮食。

2. 含灵芝中成药——灵芝益寿胶囊

（1）主要成分：灵芝、黄芪、三七、淫羊藿、丹参、制何首乌、桑寄生、人参、五味子。

（2）功能与主治：补气固本，滋补肝肾。用于神疲倦怠，自汗气短，失眠多梦，头晕目眩，腰膝酸软。

（3）用法用量：口服。一次 3～4 粒（0.55g/ 粒），一日 3 次。

（4）注意事项：①忌油腻食物；②服用本品同时不宜服用藜芦、五灵脂、皂荚或其制剂，不宜饮茶和食萝卜，以免影响药效；③本品宜饭前服用；④外感发热者忌服。

二、路路通

1. 性味、功能与主治　性平，味苦。祛风活络，利水通经。用于关节痹痛，麻木拘挛，水肿胀满，乳少，经闭。

2. 含路路通中成药——阿胶生化膏

（1）主要成分：阿胶、熟地黄、黄芪、川芎、路路通、赤芍、麦冬、当归、益母草、木通、桃仁、甘草、王不留行。

（2）功能与主治：滋阴养血，祛瘀生新，通乳。用于妇女产后血虚体弱，瘀血不清，下腹疼痛，乳汁不通。

（3）用法用量：温开水冲服或直接口服。一次20ml，一日2～3次。

（4）注意事项：孕妇忌服。

三、桃仁

1. 性味、功能与主治　性平，味苦、甘。活血祛瘀，润肠通便，止咳平喘。用于经闭痛经，癥瘕痞块，肺痈肠痈，跌扑损伤，肠燥便秘，咳嗽气喘。

2. 含桃仁中成药——血府逐瘀丸

（1）主要成分：柴胡、当归、地黄、赤芍、红花、炒桃仁、麸炒枳壳、甘草、川芎、牛膝、桔梗。

（2）功能与主治：活血祛瘀，行气止痛。用于气滞血瘀所致的胸痛、头痛日久、痛如针刺而有定处、内热烦闷、心悸失眠、急躁易怒。

（3）用法用量：空腹时用红糖水送服。一次1～2丸（9g/丸），一日2次。

（4）注意事项：①孕妇禁服；②忌食辛冷食物。

四、麦芽

1. 性味、功能与主治　性平，味甘。行气消食，健脾开胃，回乳消胀。用于食积不消，脘腹胀痛，脾虚食少，乳汁郁积，乳房胀痛，妇女断乳，肝郁胁痛，肝胃气痛。

（1）生麦芽：健脾和胃，疏肝行气。用于脾虚食少，乳汁郁积。

（2）炒麦芽：行气消食回乳。用于食积不消，妇女断乳。

（3）焦麦芽：消食化滞。用于食积不消，脘腹胀痛。

2. 含麦芽中成药——健胃消食片

（1）主要成分：太子参、陈皮、山药、炒麦芽、山楂。

（2）功能与主治：健胃消食。用于脾胃虚弱所致的食积，症见不思饮食、嗳腐酸臭、脘腹胀满；消化不良见上述证候者。

（3）用法用量：口服，可以咀嚼。成人一次 4～6 片（0.5g/ 片）；儿童 2～4 岁，一次 2 片，5～8 岁，一次 3 片，9～14 岁，一次 4 片。一日 3 次。

（4）注意事项：①饮食宜清淡，忌酒及辛辣、生冷、油腻食物；②有高血压、心脏病、肝病、糖尿病、肾病等慢性疾病严重者应在医师指导下服用等。

五、赤小豆

1. 性味、功能与主治　性平，味甘，酸。利水消肿，解毒排脓。用于水肿胀满，脚气浮肿，黄疸尿赤，风湿热痹，痈肿疮毒，肠痈腹痛。

2. 含赤小豆中成药——追风透骨丸

（1）主要成分：制川乌、白芷、制草乌、制香附、甘草、炒白术、制没药、麻黄、川芎、制乳香、秦艽、地龙、当归、茯苓、赤小豆、羌活、天麻、赤芍、细辛、防风、制天南星、桂枝、甘松。

（2）功能与主治：祛风除湿，通经活络，散寒止痛。用于风寒湿痹，肢节疼痛，肢体麻木。

（3）用法用量：口服。一次 6g（1g/10 丸），一日 2 次。

（4）不良反应：①消化系统反应，恶心、呕吐、呃逆、胃烧灼感、腹胀、腹痛、腹泻等；②皮肤反应，皮疹、瘙痒、皮肤潮红等；③神经系统反应，头晕、头痛、口舌麻木、肢体麻木等；④心血管系统反应，心悸、胸闷，有血压升高和心律失常个案报告；⑤全身性反应，过敏反应、水肿等。

（5）注意事项：①本品含有毒成分（制川乌、制草乌、制天南星），应在医师指导下严格按说明书规定服用，不得任意增加用量和服用时间，服药后如果出现头痛、头晕、口舌麻木、心烦欲呕、心悸、呼吸困难、过敏反应等情况，应立即停药并就医；②肝肾功能不全者慎用；③属风热痹者及孕妇忌服；④运动员慎用。

六、荷叶

1. 性味、功能与主治　性平，味苦。清暑化湿，升发清阳，凉血止血。用于暑热烦渴，暑湿泄泻，脾虚泄泻，血热吐衄，便血崩漏。荷叶炭收涩化瘀止血，用于出血和产后血晕。

2. 含荷叶中成药——排毒养颜胶囊

（1）主要成分：大黄、白术、西洋参、芒硝、枳实、青阳参、小红参、肉苁蓉、荷叶。

（2）功能与主治：益气活血，通便排毒。用于气虚血瘀，热毒内盛所致便秘、痤疮、颜面色斑。

（3）用法用量：口服。用量遵医嘱或按说明书。

（4）注意事项：①服药期间忌食生冷、辛辣油腻之物；②服药后症状无改善，或症状加重，或出现新的症状者，应立即停药并到医院就诊；③服本品同时不宜服用藜芦、五灵脂、皂荚或其制剂，不宜饮茶和食萝卜以免影响药效；④小儿及年老体弱者，应在医师指导下服用；⑤孕妇忌服。

七、天麻

1. 性味、功能与主治　性平，味甘。息风止痉，平抑肝阳，祛风通络。用于小儿惊风，癫痫抽搐，破伤风，头痛眩晕，手足不遂，肢体麻木，风湿痹痛。

2. 含天麻中成药——天麻丸

（1）主要成分：天麻、羌活、独活、盐杜仲、牛膝、粉萆薢、附子（黑顺片）、当归、地黄、玄参。

（2）功能与主治：祛风除湿，通络止痛，补益肝肾。用于风湿瘀阻、肝肾不足所致的痹病，症见肢体拘挛、手足麻木、腰腿酸痛。

（3）用法用量：口服。水蜜丸一次 6g，或小蜜丸一次 9g，或大蜜丸一次 1 丸；一日 2～3 次。

（4）注意事项：孕妇慎用。

八、乌鸡

1. 性味、功能与主治　性平，味甘。补肝肾，益气血，退虚热。用于阴虚潮热，消渴，遗精，带下，久痢。

2. 含乌鸡中成药——乌鸡白凤丸

（1）主要成分：乌鸡（去毛、爪、肠）、鹿角胶、醋鳖甲、煅牡蛎、桑螵蛸、人参、黄芪、当归、白芍、醋香附、天冬、甘草、地黄、熟地黄、川芎、银柴胡、丹参、山药、炒芡实、鹿角霜。

（2）功能与主治：补气养血，调经止带。用于气血两虚，身体瘦弱，腰膝酸软，月经不调，崩漏带下。

（3）用法用量：口服。水蜜丸一次 6g，小蜜丸一次 9g，大蜜丸一次 1 丸；

一日2次。

（4）注意事项：①忌辛辣、生冷食物；②感冒发热患者不宜服用；③有高血压、心脏病、肝病、糖尿病、肾病等慢性疾病严重者应在医师指导下服用；④青春期少女及更年期妇女应在医师指导下服用；⑤平素月经正常，突然出现月经过少，或经期错后，或阴道不规则出血者应去医院就诊；⑥伴有赤带者，应去医院就诊；⑦孕妇禁用。

九、鸡内金

1. 性味、功能与主治　性平，味甘。健胃消食，涩精止遗，通淋化石。用于食积不消，呕吐泻痢，小儿疳积，遗尿，遗精，石淋涩痛，胆胀胁痛。

2. 含鸡内金中成药——龙牡壮骨颗粒

（1）主要成分：党参、黄芪、山麦冬、醋龟甲、炒白术、山药、醋南五味子、龙骨、煅牡蛎、茯苓、大枣、甘草、乳酸钙、炒鸡内金、维生素 D_2、葡萄糖酸钙。

（2）功能与主治：强筋壮骨，和胃健脾。用于治疗和预防小儿佝偻病、软骨病；对小儿多汗、夜惊、食欲不振、消化不良、发育迟缓也有治疗作用。

（3）用法用量：开水冲服。小儿2岁以下一次5g或3g（无蔗糖），2～7岁一次7.5g或4.5g（无蔗糖），7岁以上一次10g或6g（无蔗糖），一日3次。

（4）注意事项：①忌辛辣、生冷、油腻食物；②服药期间应多晒太阳，多食含钙及易消化的食品；③婴儿及糖尿病患儿应在医师指导下服用；④感冒发热患者不宜服用；⑤本品因含维生素 D_2、乳酸钙、葡萄糖酸钙，请按推荐剂量服用，不可超量服用。

思考题：

1. 使用温热药的注意事项有哪些？

2. 寒凉药有哪些主要功效？

3. 学习中药"四气"对用药禁忌及日常饮食和养生有何指导意义？

第十三章 | 认识中药五味

五味是指可以用舌感觉出来的味,即酸、苦、甘、辛、咸五种不同的药味。此外,还有一些药物,其味不显著,称为淡味,但"淡附于甘",往往甘淡并称;另有涩味,因其功效与酸味药类似,一般不另作一味,所以习惯上仍称五味,而不称七味。

古人在长期尝试药物的过程中,发现有酸、苦、甘、辛、咸等不同味道的药物,且不同味道药物对疾病产生的治疗作用不同,如"酸收、苦坚、甘补、辛散、咸软",后世医家在这基础上又作了拓展和补充,详见各味药之分述。

五味亦指人们根据药物作用来确定的味。如凡有发表作用的药物,便认为有辛味;有补益作用的药物,便认为有甘味等。这样就出现了本草所载药物的味与实际味道不符合的情况,如葛根味辛,石膏味甘、玄参味咸等,均与口尝不符,所以药物的味已包括药物作用的含义了。

五味药中有些还具有一定程度的通性,可分成阴阳两类,辛、甘、淡为阳,具有发散、渗利的作用;酸、苦、咸为阴,具有收敛、涌吐、泄降的作用。

五味又可与五行配合而与五脏联系起来,如"酸入肝(木)、苦入心(火)、甘入脾(土)、辛入肺(金)、咸入肾(水)",即作了概括的说明。但这仅是一般的规律,并不是固定不变的,如黄柏味苦,作用是泻肾火,而不是泻心火;枸杞子味甘,作用是补肝肾,而不是补脾土等。因此,不能机械地看待这一问题。

需要说明的是药物作用不仅与药物的五味有关,还与药物的四气、升降沉浮、归经及炮制等有关;其次,还有一药多味现象。

第一节 酸 味 药

酸味药主要有敛肺滋肾、生津敛汗、涩精止遗、固精缩尿、解毒敛疮等收敛作用;有的还具有凉血止血、养心安神、杀虫等功效,具有收敛固涩作用的五味子(收敛止汗)和五倍子(涩肠止泻),具有生津作用的青果和乌梅等,具有安蛔作用的如乌梅等。部分酸味药还有兼具"能散"和"能行"之功,如山茱萸逐湿痹、芍药和牛膝逐血气等。

注意事项:大多酸味药亦能收敛邪气,故凡邪未尽之证均当慎用。酸味药适用于久病体虚、正气不固的证候,多用于虚证;而实证、热证如咳嗽痰热多黏稠、热逼汗出、初泻初痢、血热妄行等,用酸味药则易导致"闭门留寇",导致病情加重。

一、青果(橄榄)

1. 性味、功能与主治　性平,味甘、酸。清热解毒,利咽,生津。用于咽喉肿痛,咳嗽痰黏,烦热口渴,鱼蟹中毒。

2. 含青果中成药——青果丸

(1)主要成分:青果、金银花、黄芩、北豆根、麦冬、玄参、白芍、桔梗。

(2)功能与主治:清热利咽,消肿止痛。用于肺胃蕴热所致的咽部红肿、咽痛、失音声哑、口干舌燥、干咳少痰。

(3)用法用量:口服。水蜜丸一次 8g(1g/10 丸),大蜜丸一次 2 丸,一日 2 次。

(4)注意事项:①忌辛辣食物;②不宜在服药期间同时服用滋补性中药;③声嘶、咽痛初起,兼见恶寒发热、鼻流清涕等外感风寒者不适用;④有高血压、心脏病、肝病、糖尿病、肾病等慢性疾病严重者应在医师指导下服用;⑤失音声哑较重者,应及时去医院就诊。

二、金樱子

1. 性味、功能与主治　性平,味甘、酸、涩。固精缩尿,固崩止带,涩肠止泻。用于遗精滑精,遗尿尿频,崩漏带下,久泻久痢。

2. 含金樱子中成药——肾宝片

(1)主要成分:淫羊藿、胡芦巴、金樱子、熟地黄、补骨脂、蛇床子、制何首乌、肉苁蓉、枸杞子、菟丝子、五味子、覆盆子、黄芪、红参、白术、山药、茯苓、当归、川芎、小茴香、车前子、炙甘草。

(2)功能与主治:调和阴阳,温阳补肾,扶正固本。用于腰腿酸痛,精神不振,夜尿频多,畏寒怕冷;妇女白带清稀。

(3)用法用量:口服。一次 3 片(0.7g/ 片),一日 3 次。

(4)注意事项:①孕妇忌服,儿童禁用;②忌油腻食物;③凡脾胃虚弱,呕吐泄泻,腹胀便溏、咳嗽痰多者慎用;④感冒患者不宜服用;⑤高血压、糖尿病患者应在医师指导下服用;⑥服用本品同时不宜服用藜芦、五灵脂、皂荚或其制剂,不宜饮茶和食萝卜,以免影响药效;⑦本品宜饭前服用;⑧服药2周或服药期间症状无改善,或症状加重,或出现新的严重症状,应立即停药并去医院就诊。

三、桑椹

1. 性味、功能与主治 性寒,味甘、酸。滋阴补血,生津润燥。用于肝肾阴虚,眩晕耳鸣,心悸失眠,须发早白,津伤口渴,内热消渴,肠燥便秘。

2. 含桑椹中成药——桑椹膏

(1)主要成分:桑椹。

(2)功能与主治:补肝肾,益精血。用于肝肾精血亏损引起的身体消瘦,腰膝酸软,盗汗,头晕眼花,口渴咽干。

(3)用法用量:口服。一次10g,一日2次。

(4)注意事项:①忌油腻食物;②感冒患者不宜服用;③服药2周或服药期间症状无改善,或症状加重,或出现新的严重症状,应立即停药并去医院就诊;④糖尿病患者慎用等。

四、乌梅

1. 性味、功能与主治 性平,味酸、涩。敛肺,涩肠,生津,安蛔。用于肺虚久咳,久泻久痢,虚热消渴,蛔厥呕吐腹痛。

2. 含乌梅中成药——固肠止泻胶囊

(1)主要成分:乌梅、黄连、干姜、木香、罂粟壳、延胡索。

(2)功能与主治:调和肝脾,涩肠止痛。用于肝脾不和,泻痢腹痛,慢性非特异性溃疡性结肠炎见上述证候者。

(3)用法用量:口服。一次6粒(0.67g/粒),一日3次。

(4)注意事项:①儿童禁用;②本品易成瘾,不宜常服;③忌食生冷、辛辣、油腻等刺激性食物;④运动员慎用。

五、山楂

1. 性味、功能与主治 性微温,味酸、甘。消食健胃,行气散瘀,化浊降脂。用于肉食积滞,胃脘胀满,泻痢腹痛,瘀血经闭,产后瘀阻,心腹刺痛,胸痹心痛,疝气疼痛,高脂血症。焦山楂消食导滞作用增强,用于肉食积滞,泻痢不爽。

2. 含山楂中成药——午时茶颗粒

(1)主要成分:苍术、柴胡、羌活、防风、白芷、川芎、广藿香、前胡、连翘、陈皮、山楂、枳实、炒麦芽、甘草、桔梗、紫苏叶、厚朴、红茶、炒六神曲。

（2）功能与主治：祛风解表，化湿和中。用于外感风寒、内伤食积证，症见恶寒发热、头痛身楚、胸脘满闷、恶心呕吐、腹痛腹泻。

（3）用法用量：开水冲服。一次1袋(6g/袋)，一日1～2次。

（4）注意事项：①忌烟、酒及辛辣、生冷、油腻食物；②风热感冒者不适用；③糖尿病患者及有高血压、心脏病、肝病、肾病等慢性疾病严重者应在医师指导下服用等。

第二节　苦　味　药

苦味药"能泄、能燥、能坚"。其中"能泄"包括通泄(如大黄泻下通便)、"降泄"(如枇杷叶降泄肺气和胃气)和"清泄"(如栀子、黄芩清热泻火)；"能燥"是指燥湿(如苍术燥湿)；"能坚"(如知母、黄柏通过"泻火"而"存阴"，用于治肾阴亏虚、相火亢盛等证)。

一、大黄

1. 性味、功能与主治　性寒，味苦。泻火攻积，清热泻火，凉血解毒，逐瘀通经，利湿退黄。用于实热积滞便秘，血热吐衄，目赤咽肿，痈肿疔疮，肠痈腹痛，瘀血经闭，产后瘀阻，跌扑损伤，湿热痢疾，黄疸尿赤，淋证，水肿；外治烧烫伤。

（1）酒大黄：善清上焦血分热毒，用于目赤咽肿，齿龈肿痛。

（2）熟大黄：泻下力缓，泻火解毒，用于火毒疮疡。

（3）大黄炭：凉血化瘀止血，用于血热有瘀出血症。

2. 含大黄中成药——麻仁丸

（1）主要成分：火麻仁、苦杏仁、大黄、炒枳实、姜厚朴、炒白芍。

（2）功能与主治：润肠通便。用于肠热津亏所致的便秘，症见大便干结难下、腹部胀满不舒；习惯性便秘见上述证候者。

（3）用法用量：口服。水蜜丸一次6g，小蜜丸一次9g，大蜜丸一次1丸(9g/丸)，一日1～2次。

（4）注意事项：①饮食宜清淡，忌酒及辛辣食物；②不宜在服药期间同时服用滋补性中药；③有高血压、心脏病、肝病、糖尿病、肾病等慢性疾病严重者应在医师指导下服用；④儿童、孕妇、哺乳期妇女、年老体弱者应在医师指导下使用；⑤本品不宜长期服用。

二、黄连

1. 性味、功能与主治　性寒，味苦。清热燥湿，泻火解毒。用于湿热痞满，呕吐吞酸，泻痢，黄疸，高热神昏，心火亢盛，心烦不寐，心悸不宁，血热吐衄，目赤，牙痛，消渴，痈肿疔疮；外治湿疹，湿疮，耳道流脓。

（1）酒黄连：善清上焦火热，用于目赤，口疮。

（2）姜黄连：清胃和胃止呕，用于寒热互结，湿热中阻，痞满呕吐。

（3）萸黄连：舒肝和胃止呕，用于肝胃不和，呕吐吞酸。

2. 含黄连中成药——桂林西瓜霜

（1）主要成分：西瓜霜、煅硼砂、黄柏、黄连、山豆根、射干、浙贝母、青黛、冰片、无患子果（炭）、大黄、黄芩、甘草、薄荷脑。

（2）功能与主治：清热解毒，消肿止痛。用于风热上攻、脾胃热盛所致的乳蛾、喉痹、口糜，症见咽喉肿痛、喉核肿大、口舌生疮、牙龈肿痛或出血；急、慢性咽炎，扁桃体炎，口腔炎，口腔溃疡，牙龈炎见上述证候者及轻度烫伤（表皮未破）者。

（3）用法用量：外用，喷、吹或敷于患处，一次适量，一日数次。重症者兼服，一次1～2g，一日3次。

（4）注意事项：①忌烟酒、辛辣、鱼腥食物；②不宜在服药期间同时服用滋补性中药；③有高血压、心脏病、肝病、糖尿病、肾病等慢性疾病严重者应在医师指导下服用；④儿童、孕妇、哺乳期妇女、年老体弱者、脾虚便溏者应在医师指导下服用；⑤扁桃体有化脓或口糜严重者应去医院就诊；⑥发热体温超过38.5℃的患者应去医院就诊；⑦口腔内喷或敷药时请不要呼吸，以防药粉进入呼吸道而引起呛咳，用药后半小时内不得进食、饮水；⑧严格按照用法用量应用，本品不宜长期应用等。

三、黄芩

1. 性味、功能与主治　性寒，味苦。清热燥湿，泻火解毒，止血，安胎。用于湿温，暑湿，胸闷呕恶，湿热痞满，泻痢，黄疸，肺热咳嗽，高热烦渴，血热吐衄，痈肿疮毒，胎动不安。

2. 含黄芩中成药——三黄片

（1）主要成分：大黄、盐酸小檗碱、黄芩浸膏。

（2）功能与主治：清热解毒，泻火通便。用于三焦热盛所致的目赤肿痛、口鼻生疮、咽喉肿痛、牙龈肿痛、心烦口渴、尿黄、便秘；亦用于急性胃肠炎，痢疾。

（3）用法用量：口服。小片（0.26g/片）一次4片，大片（0.52g/片）一次

2片,一日2次,小儿酌减。

（4）注意事项:①孕妇忌用;②溶血性贫血患者及葡萄糖-6-磷酸脱氢酶缺乏患者禁用;③忌烟、酒及辛辣食物;④不宜在服药期间同时服用滋补性中药;⑤有高血压、心脏病、肝病、糖尿病、肾病等慢性疾病严重者应在医师指导下服用;⑥服药后大便次数增多且不成形者,应酌情减量;⑦本品含盐酸小檗碱,儿童、哺乳期妇女、年老体弱及脾虚便溏者应在医师指导下服用。

四、野菊花

1. 性味、功能与主治　性微寒,味苦、辛。清热解毒,泻火平肝。用于疔疮痈肿,目赤肿痛,头痛眩晕。

2. 含野菊花中成药——野菊花颗粒

（1）主要成分:野菊花。

（2）功能与主治:清热解毒。用于疔疮肿痛,目赤肿痛,头痛眩晕。

（3）用法用量:开水冲服。一次1袋(15g/袋),一日3次。

（4）注意事项:①忌烟、酒及辛辣食物;②不宜在服药期间同时服用滋补性中药;③有高血压、心脏病、肝病、肾病等慢性疾病严重者应在医师指导下服用等;④糖尿病患者禁服。

3. 含野菊花中成药——感冒灵颗粒

（1）主要成分:三叉苦、金盏银盘、野菊花、岗梅、咖啡因、对乙酰氨基酚、马来酸氯苯那敏、薄荷油。

（2）功能与主治:解热镇痛。用于感冒引起的头痛、发热、鼻塞、流涕、咽痛。

（3）用法用量:开水冲服。一次1袋(10g/袋),一日3次。

（4）不良反应:偶见皮疹、荨麻疹、药热及粒细胞减少;可见困倦、嗜睡、口渴、虚弱感;长期大量用药会导致肝肾功能异常。

（5）注意事项:①忌烟、酒及辛辣、生冷、油腻食物。②不宜在服药期间同时服用滋补性中成药。③本品含对乙酰氨基酚、马来酸氯苯那敏、咖啡因,故服用本品期间不得饮酒或含有酒精的饮料;不能同时服用与本品成分相似的其他抗感冒药;肝肾功能不全者慎用,严重肝肾功能不全者禁用;膀胱颈梗阻、甲状腺功能亢进、青光眼、高血压和前列腺肥大者慎用;孕妇及哺乳期妇女慎用;服药期间不得驾驶机、车、船,不得从事高空作业、机械作业及操作精密仪器。④脾胃虚寒,症见腹痛、喜暖、泄泻者慎用。⑤糖尿病患者及有心脏病等慢性疾病严重者应在医师指导下服用等。

五、菊花

1. 性味、功能与主治　性微寒,味甘、苦。散风清热,平肝明目,清热解毒。用于风热感冒,头痛眩晕,目赤肿痛,眼目昏花,疮痈肿毒。

2. 含菊花中成药——黄连上清片

(1)主要成分:黄连、栀子、连翘、炒蔓荆子、防风、荆芥穗、白芷、黄芩、菊花、薄荷、大黄、黄柏、桔梗、川芎、石膏、旋覆花、甘草。

(2)功能与主治:散风清热,泻火止痛。用于火热上攻、肺胃热盛所致的头晕目眩、暴发火眼、牙齿疼痛、口舌生疮、咽喉肿痛、耳痛耳鸣、大便秘结、小便短赤。

(3)用法用量:口服。一次6片(0.3g/片),一日2次。

(4)注意事项:①忌服辛辣刺激等食物;②不宜在服药期间同时服用温补性中药;③心脏病、肝病、肾病等慢性疾病严重者应在医师指导下服用;④严格按用法用量服用,小儿、年老体弱者、大便溏软者应在医师指导下服用等;⑤孕妇忌服,脾胃虚寒者禁用;⑥若辅料含蔗糖,则糖尿病患者不宜服用。

六、穿心莲

1. 性味、功能与主治　性寒,味苦。清热解毒,凉血,消肿。用于感冒发热,咽喉肿痛,口舌生疮,顿咳劳嗽,泄泻痢疾,热淋涩痛,痈肿疮疡,毒蛇咬伤。

2. 含穿心莲中成药——穿心莲片

(1)主要成分:穿心莲。

(2)功能与主治:清热解毒,凉血消肿。用于邪毒内盛,感冒发热,咽喉肿痛,口舌生疮,顿咳劳嗽,泄泻痢疾,热淋涩痛,痈肿疮疡,毒蛇咬伤。

(3)用法用量:口服。一次2~3片(小片),一日3~4次,或一次1~2片(大片),一日3次。

(4)注意事项:①忌烟酒、辛辣、鱼腥食物;②不宜在服药期间同时服用滋补性中药;③有高血压、心脏病、肝病、糖尿病、肾病等慢性疾病严重者应在医师指导下服用等。

第三节　甘 味 药

甘味药"能补、能和、能缓",即有补益、缓急止痛、调和药性、和中的作用,如人参补气,熟地黄补血,甘草缓急止痛、调和诸药等。

一、甘草

1. 性味、功能与主治 性平,味甘。

(1)生甘草:补脾益气,清热解毒,祛痰止咳,缓急止痛,调和诸药。用于脾胃虚弱,倦怠乏力,心悸气短,咳嗽痰多,脘腹、四肢挛急疼痛,痈肿疮毒,缓解药物毒性、烈性。

(2)炙甘草:补脾和胃,益气复脉。用于脾胃虚弱,倦怠乏力,心动悸,脉结代。

2. 含甘草中成药——十全大补丸

(1)主要成分:党参、炒白术、茯苓、炙甘草、当归、酒白芍、川芎、熟地黄、炙黄芪、肉桂。

(2)功能与主治:温补气血。用于气血两虚,面色苍白,气短心悸,头晕自汗,体倦乏力,四肢不温,月经量多。

(3)用法用量:口服。水蜜丸一次 6g,小蜜丸一次 9g(20g/100 粒),大蜜丸(9g/ 丸)一次 1 丸,一日 2~3 次。

二、枸杞子

1. 性味、功能与主治 性平,味甘。滋补肝肾,益精明目。用于虚劳精亏,腰膝酸痛,眩晕耳鸣,阳痿遗精,内热消渴,血虚萎黄,目昏不明。

2. 含枸杞子中成药——杞菊地黄丸

(1)主要成分:枸杞子、菊花、熟地黄、酒萸肉、牡丹皮、山药、茯苓、泽泻。

(2)功能与主治:滋肾养肝。用于肝肾阴亏,眩晕耳鸣,羞明畏光,迎风流泪,视物昏花。

(3)用法用量:口服。水蜜丸一次 6g,小蜜丸一次 9g,大蜜丸一次 1 丸(9g/ 丸),一日 2 次。

三、女贞子

1. 性味、功能与主治 性凉,味甘、苦。滋补肝肾,明目乌发。用于肝肾阴虚,眩晕耳鸣,腰膝酸软,须发早白,目暗不明,内热消渴,骨蒸潮热。

2. 含女贞子中成药——天麻首乌片

(1)主要成分:天麻、白芷、制何首乌、熟地黄、丹参、川芎、当归、炒蒺藜、桑叶、墨旱莲、酒女贞子、白芍、蒸黄精、甘草。

(2)功能与主治:滋阴补肾,养血息风。于肝肾阴虚所致的头晕目眩、头痛耳鸣、口苦咽干、腰膝酸软、脱发、白发;脑动脉硬化、早期高血压、血管神经性头痛、脂溢性脱发见上述证候者。

(3)用法用量:口服。一次 6 片(0.25g/ 片),一日 3 次。

上述十全大补丸、杞菊地黄丸和天麻首乌片的注意事项类似,主要包括:①忌不易消化的食物;②感冒发热患者不宜服用;③有高血压、心脏病、肝病、糖尿病、肾病等慢性疾病严重者应在医师指导下服用等;④孕妇及身体壮实不虚者忌服十全大补丸。

第四节 辛 味 药

辛味药"能散、能行",具有发散、行气、行血(活血)作用,如生姜散寒,木香行气,红花活血。

一、麝香

1. 性味、功能与主治 为成熟雄麝香囊中的干燥分泌物,性温,味辛。开窍醒神,活血通经,消肿止痛。用于热病神昏,中风痰厥,气郁暴厥,中恶昏迷,经闭,癥瘕,难产死胎,胸痹心痛,心腹暴痛,跌扑伤痛,痹痛麻木,痈肿瘰疬,咽喉肿痛。

2. 含人工麝香中成药——麝香保心丸

(1)主要成分:人工麝香、人参提取物、人工牛黄、肉桂、苏合香、蟾酥、冰片。

(2)功能与主治:芳香温通,益气强心。用于气滞血瘀所致的胸痹,症见心前区疼痛、固定不移;心肌缺血所致的心绞痛、心肌梗死见上述证候者。

(3)用法用量:口服。一次 1~2 丸(22.5mg/ 丸),一日 3 次;或症状发作时服用。

(4)注意事项:①过敏体质者慎用;②药品性状发生改变时禁止使用;③请将此药品放在儿童不能接触的地方;④运动员慎用;⑤孕妇及对本品过敏者禁用;⑥本品舌下含服者偶有麻舌感。

3. 含人工麝香中成药——马应龙麝香痔疮膏

(1)主要成分:人工麝香、人工牛黄、珍珠、煅炉甘石粉、硼砂、冰片、琥珀。

(2)功能与主治:清热燥湿,活血消肿,去腐生肌。用于湿热瘀阻所致的各类痔疮、肛裂,症见大便出血,或疼痛、有下坠感;亦用于肛周湿疹。

(3)用法用量:外用。涂擦患处。

（4）注意事项：①本品为外用药，禁止内服；②用毕洗手，切勿接触眼睛、口腔等黏膜处；③忌烟酒及辛辣、油腻、刺激性食物；④孕妇禁用，儿童、哺乳期妇女、年老体弱者应在医师指导下使用，运动员慎用；⑤内痔出血过多或原因不明的便血应去医院就诊等。

二、蜈蚣

1. 性味、功能与主治　性温，味辛。息风镇痉，通络止痛，攻毒散结。用于肝风内动，痉挛抽搐，小儿惊风，中风口㖞，半身不遂，破伤风，风湿顽痹，偏正头痛，疮疡，瘰疬，蛇虫咬伤。

2. 含蜈蚣中成药——季德胜蛇药片

（1）主要成分：重楼、干蟾皮、蜈蚣、地锦草等。

（2）功能与主治：清热解毒，消肿止痛。用于毒蛇、毒虫咬伤。

（3）用法用量：口服，第一次20片（0.4g/片），以后每隔6小时续服10片，危急重症者将剂量增加10～20片并适当缩短服药间隔时间。不能口服药者，可行鼻饲法给药。外用，被毒虫咬伤后，以本品和水外搽，即可消肿止痛。

（4）注意事项：①脾胃虚寒者慎用，肝肾功能不全者慎用；②本品不可过服久服；③若用药后出现皮肤过敏反应需及时停用；④忌食辛辣、油腻食物；⑤孕妇忌用。

三、全蝎

1. 性味、功能与主治　性平，味辛，有毒。祛风止痉，通络止痛，攻毒散结。用于肝风内动，痉挛抽搐，小儿惊风，中风口㖞，半身不遂，破伤风，风湿顽痹，偏正头痛，疮疡，瘰疬。

2. 含全蝎中成药——大败毒胶囊

（1）主要成分：大黄、蒲公英、陈皮、木鳖子、白芷、天花粉、金银花、黄柏、制乳香、当归、赤芍、甘草、酒炙蛇蜕、制干蟾、蜈蚣、全蝎、芒硝。

（2）功能与主治：清血败毒，消肿止痛。用于脏腑毒热，血液不清引起的梅毒，血淋，白浊，尿道刺痛，大便秘结，疥疮，痈疽疮疡，红肿疼痛。

（3）用法用量：口服。一次5粒（0.5g/粒），一日4次。

（4）禁忌：孕妇忌服。

四、红花

1. 性味、功能与主治　性温，味辛。活血通经，散瘀止痛。用于经闭，痛经,恶露不行,癥瘕痞块,胸闷心痛,瘀滞腹痛,胸胁刺痛,跌扑损伤,疮疡肿痛。

2. 含红花中成药——舒筋活血片

（1）主要成分：红花、醋香附、烫狗脊、香加皮、络石藤、伸筋草、泽兰、槲寄生、鸡血藤、煅自然铜。

（2）功能与主治：舒筋活络,活血散瘀。用于筋骨疼痛,肢体拘挛,腰背酸痛,跌扑损伤。

（3）用法用量：口服。一次 5 片（0.3g/ 片）,一日 3 次。

（4）禁忌：孕妇忌服。

五、鱼腥草

1. 性味、功能与主治　性微寒,味辛。清热解毒,消痈排脓,利尿通淋。用于肺痈吐脓,痰热喘咳,热痢,热淋,痈肿疮毒。

2. 含鱼腥草中成药——复方鱼腥草合剂

（1）主要成分：鱼腥草、黄芩、板蓝根、连翘、金银花。

（2）功能与主治：清热解毒。用于外感风热引起的急性喉痹、急乳蛾,症见咽部红肿、咽痛；急性咽炎、急性扁桃体炎见上述证候者。

（3）用法用量：口服。一次 20～30ml,一日 3 次。

（4）注意事项：①忌烟酒、辛辣、鱼腥食物；②不宜在服药期间同时服用温补性中药；③孕妇慎用,儿童应在医师指导下服用；④脾虚大便溏者慎用；⑤属风寒感冒咽痛者,症见恶寒发热、无汗、鼻流清涕者慎用；⑥扁桃体有化脓及全身高热者应去医院就诊；⑦糖尿病患者禁服等。

六、辛夷

1. 性味、功能与主治　性温,味辛。散风寒,通鼻窍。用于风寒头痛,鼻塞流涕,鼻鼽,鼻渊。

2. 含辛夷中成药——辛夷鼻炎丸

（1）主要成分：辛夷、薄荷、紫苏叶、甘草、广藿香、苍耳子、鹅不食草、板蓝根、山白芷、防风、鱼腥草、菊花、三叉苦。

（2）功能与主治：祛风宣窍,清热解毒。用于火热上攻、热毒蕴肺所致的鼻塞、鼻流清涕或浊涕、发热、头痛；慢性鼻炎、过敏性鼻炎、神经性头痛见上述证候者。

（3）用法用量：口服。一次 3g（0.75g/10 丸）,一日 3 次。

（4）注意事项：①忌辛辣、鱼腥食物；②用药后如感觉唇部麻木者应停药。

七、韭菜子

1. 性味、功能与主治　性温，味辛、甘。温补肝肾，壮阳固精。用于肝肾亏虚，腰膝酸痛，阳痿遗精，遗尿尿频，白浊带下。

2. 含韭菜子中成药——金蛤片

（1）主要成分：金樱子、蛤蚧、淫羊藿、韭菜子、山茱萸。

（2）功能与主治：补肾壮阳，固精。用于肾阳虚引起的性欲减退、阳痿、遗精、早泄、夜尿、小便余沥、白带过多、腰膝酸软。

（3）用法用量：口服。一次 4～6 片（0.3g/ 片），一日 2～3 次。

八、莱菔子

1. 性味、功能与主治　性平，味辛、甘。消食除胀，降气化痰。用于饮食停滞，脘腹胀痛，大便秘结，积滞泻痢，痰壅喘咳。

2. 含莱菔子中成药——痰饮丸

（1）主要成分：肉桂、淡附片、苍术、麸炒白术、炒紫苏子、炒莱菔子、干姜、炒白芥子、炙甘草。

（2）功能与主治：温补脾肾，助阳化饮。用于脾肾阳虚、痰饮阻肺所致的咳嗽、气促发喘、咯吐白痰、畏寒肢冷、腰酸背冷、腹胀食少。

（3）用法用量：口服。一次 14 丸（0.18g/ 丸），一日 2 次，儿童酌减。

（4）注意事项：①患感冒发烧，热性咳嗽，潮热咯血等症者及孕妇禁服；②心脏病、高血压患者慎用。

九、冰片

冰片分机制冰片与艾片两类。机制冰片以松节油、樟脑等为原料经化学方法合成的龙脑；艾片为菊科艾纳香属植物大风艾的鲜叶经水蒸气蒸馏、冷却所得的结晶，又称"艾粉"或"结片"。

1. 性味、功能与主治　性微寒，味辛、苦。开窍醒神，清热止痛。用于热病神昏、惊厥，中风痰厥，气郁暴厥，中恶昏迷，胸痹心痛，目赤，口疮，咽喉肿痛，耳道流脓。

2. 含冰片中成药——速效救心丸

（1）主要成分：川芎、冰片。

（2）功能与主治：行气活血，祛瘀止痛，增加冠状动脉血流量，缓解心绞痛。用于气滞血瘀型冠心病，心绞痛。

（3）用法用量：含服。一次 4~6 丸，一日 3 次；急性发作时，一次 10~15 丸。

（4）注意事项：①孕妇禁用；②忌服辛辣刺激性食物；③寒凝血瘀、阴虚血瘀胸痹心痛不宜单用，伴有中重度心力衰竭的心肌缺血者慎用，在治疗期间，心绞痛持续发作，宜加用硝酸酯类药。

3. 含冰片中成药——保妇康栓

（1）主要成分：莪术油、冰片。

（2）功能与主治：行气破瘀，生肌止痛。用于湿热瘀滞所致的带下病，症见带下量多、色黄、时有阴部瘙痒；霉菌性阴道炎、老年性阴道炎、宫颈糜烂见上述证候者。

（3）用法用量：洗净外阴部，将栓剂塞入阴道深部；或在医师指导下用药。每晚 1 粒。

（4）注意事项：①忌辛辣、生冷、油腻食物；②未婚妇女不宜使用，已婚妇女月经期及阴道局部有破损者不宜使用；③哺乳期妇女、绝经后患者，应在医师指导下使用；④孕妇禁用；⑤外阴白色病变、糖尿病所致的瘙痒不宜使用；⑥用药部位如有烧灼感等不适时应停药，严重者应向医师咨询；⑦注意卫生，防止重复感染，用药前应先用温开水清洗外阴。

4. 含冰片中成药——消糜栓

（1）主要成分：人参茎叶皂苷、紫草、黄柏、苦参、枯矾、冰片、儿茶。

（2）功能与主治：清热解毒，燥湿杀虫，祛腐生肌。用于湿热下注所致的带下病，症见带下量多、色黄、质稠、腥臭、阴部瘙痒；滴虫性阴道炎、霉菌性阴道炎、非特异性阴道炎、宫颈糜烂见上述证候者。

（3）用法用量：阴道给药，禁止内服。一次 1 粒（3g/ 粒），一日 1 次。

（4）注意事项：①忌食辛辣、生冷、油腻食物；②孕妇忌用，绝经后患者应在医师指导下使用；③外阴白色病变、糖尿病所致的瘙痒不宜使用；④用药部位如有烧灼感等不适时应停药，严重者应去医院就诊；⑤棉栓放入阴道不应超过 12 小时，取出时应拉出棉栓，使不洁分泌物得以清除；⑥治疗期间忌房事，配偶如有感染应同时治疗；⑦用药期间注意个人卫生，防止重复感染。

十、益母草

1. 性味、功能与主治　性微寒，味苦、辛。活血调经，利尿消肿，清热解毒。用于月经不调，痛经经闭，恶露不尽，水肿尿少，疮疡肿毒。

2. 含益母草中成药——益母草颗粒

（1）主要成分：益母草。

（2）功能与主治：活血调经。用于血瘀所致的月经不调、产后恶露不绝，症见经水量少、淋漓不净、产后出血时间过长；产后子宫复旧不全见上述证候者。

（3）用法用量：开水冲服。一次1袋（15g/袋），一日2次。

（4）注意事项：①忌食生冷食物；②气血两虚引起的月经量少，色淡质稀，伴有头晕心悸，疲乏无力等不宜选用本药；③有高血压、心脏病、肾病、糖尿病或正在接受其他治疗的患者均应在医师指导下服用；④平素月经量正常，突然出现经量少，须去医院就诊；⑤青春期少女及更年期妇女应在医师指导下服药；⑥各种流产后腹痛伴有阴道出血，服药一周无效者应去医院就诊；⑦孕妇禁用。

3. 含益母草中成药——益母颗粒

（1）主要成分：益母草、川芎、当归、木香。

（2）功能与主治：活血调经，行气止痛。用于气滞血瘀所致月经不调，痛经，产后瘀血腹痛。

（3）用法用量：开水冲服。一次1袋（14g/袋），一日2次。

（4）注意事项：①经期忌生冷饮食、不宜洗凉水澡；②痛经伴有其他疾病者，应在医师指导下服用；③服药后痛经不减轻，或重度痛经者，应到医院诊治；④可于经前3～7天开始服药，至痛经缓解，有生育要求（未避孕），宜经行当日开始服药；⑤月经过多者忌服。

第五节　咸　味　药

咸味药"能下、能软"，具有泻下通便、软坚散结的作用，如海藻、昆布能消散瘰疬，鳖甲软坚消癥，芒硝泻热通便。另，咸入肾利尿，可减少血容量以降血压。

一、地龙

1. 性味、功能与主治　性寒，味咸。清热定惊，通络，平喘，利尿。用于高热神昏，惊痫抽搐，关节痹痛，肢体麻木，半身不遂，肺热喘咳，水肿尿少。

2. 相关药品——蚓激酶肠溶胶囊

（1）主要成分：本品是从人工养殖赤子爱胜蚓中提取分离而得到的一组蛋白水解酶，其组分含纤维蛋白溶酶和纤维蛋白溶酶原激活剂。

（2）适应证：用于缺血性脑血管病。使过高的纤维蛋白原和血小板凝集率降低，改善症状并防止病情发展。

（3）用法用量：口服。一次2粒（30万单位/粒），一日3次。

（4）注意事项：①本品必须饭前服用；②急性出血患者不宜应用本品；③有出血倾向者慎用；④孕妇及哺乳期妇女慎用本品；⑤老年患者可按常规剂量用药。

二、昆布

1. 性味、功能与主治 性寒,味咸。消痰软坚散结,利水消肿。用于瘿瘤,瘰疬,睾丸肿痛,痰饮水肿。

2. 含昆布中成药——乳核散结片

(1)主要成分:柴胡、当归、黄芪、郁金、光慈菇、漏芦、昆布、海藻、淫羊藿、鹿衔草。

(2)功能与主治:疏肝活血,祛痰软坚。用于肝郁气滞、痰瘀互结所致的乳癖,症见乳房肿块或结节、数目不等、大小不一、质软或中等硬,或乳房胀痛、经前疼痛加剧;乳腺增生病见上述证候者。

(3)用法用量:口服。一次4片(0.34g/片),日3次。

(4)注意事项:①本品含昆布、海藻等含碘药物,甲亢患者慎服;②本品含有光慈菇,该药材有小毒,过量、久服可引起胃肠道等不良反应。

三、芒硝

1. 性味、功能与主治 性寒,味咸、苦。泻热通便,润燥软坚,清火消肿。用于实热积滞,腹满胀痛,大便燥结,肠痈肿痛;外治乳痈,痔疮肿痛。

2. 含芒硝中成药——防风通圣丸

(1)主要成分:防风、荆芥穗、薄荷、麻黄、大黄、芒硝、栀子、滑石、桔梗、石膏、川芎、当归、黄芩、连翘、甘草、白芍、炒白术。

(2)功能与主治:解表通里,清热解毒。用于外寒内热,表里俱实,恶寒壮热,头痛咽干,小便短赤,大便秘结,瘰疬初起,风疹湿疮。

(3)用法用量:口服。一次6g(1g/20丸),一日2次。

(4)注意事项:①忌烟、酒及辛辣、油腻、鱼虾海鲜类食物;②不宜在服药期间同时服用滋补性中药;③孕妇慎用;④运动员慎用等。

四、僵蚕

1. 性味、功能与主治 性平,味辛、咸。息风止痉,祛风止痛,化痰散结。用于肝风夹痰,惊痫抽搐,小儿急惊风,破伤风,中风口㖞,风热头痛,目赤咽痛,风疹瘙痒,发颐疔腮。

2. 含僵蚕中成药——醒脑再造胶囊

(1)主要成分:黄芪、淫羊藿、石菖蒲、红参、当归、红花、粉防己、赤芍、炒桃仁、石决明、天麻、仙鹤草、炒槐花、炒白术、胆南星、葛根、玄参、黄连、连翘、泽泻、川芎、枸杞子、去钩全蝎、制何首乌、决明子、沉香、制白附子、细辛、木香、炒僵蚕、猪牙皂、冰片、豆腐制珍珠、大黄。

（2）功能与主治：化痰醒脑，祛风活络。用于风痰闭阻清窍所致的神志不清、语言謇涩、口角流涎、筋骨酸痛、手足拘挛、半身不遂；脑血栓恢复期及后遗症见上述证候者。

（3）用法用量：口服。一次4粒（0.35g/粒），一日2次。

（4）注意事项：①孕妇忌服；②含白附子、全蝎、猪牙皂、胆南星，应在医师指导下按规定量服用。

附：淡味药

淡味药"能渗、能利"，有渗湿、利水的作用，如金钱草利湿退黄、通草利尿通淋下乳、茯苓利水消肿等。

一、薏苡仁

1. 性味、功能与主治　性凉，味甘、淡。利水渗湿，健脾止泻，除痹，排脓，解毒散结。用于水肿，脚气，小便不利，脾虚泄泻，湿痹拘挛，肺痈，肠痈，赘疣，癌肿。

2. 含薏苡仁中成药——小儿七星茶颗粒

（1）主要成分：薏苡仁、稻芽、山楂、淡竹叶、钩藤、蝉蜕、甘草。

（2）功能与主治：开胃消滞，清热定惊。用于小儿积滞化热，消化不良，不思饮食，烦躁易惊，夜寐不安，大便不畅，小便短赤。

（3）用法用量：开水冲服。一次3.5～7g（3.5g/袋或7g/袋），一日3次。

（4）注意事项：忌食生冷、油腻等不易消化食物等。

二、通草

1. 性味、功能与主治　性微寒，味甘、淡。清热利尿，通气下乳。用于湿温淋证，水肿尿少，乳汁不下。

2. 含通草中成药——催乳丸

（1）主要成分：当归、通草、麦芽、川芎、穿山甲、漏芦、地黄、黄芪、鹿角霜、白芍、木香、王不留行。

（2）功能与主治：助气补血，活络下乳。用于产后气血亏损，乳汁不通，乳汁稀少。

（3）用法用量：口服。一次1丸（9g/丸），一日2次。

（4）注意事项：①产后恶露过多者慎用；②忌气恼，忌食醋。

三、灯心草

1. 性味、功能与主治　性微寒，味甘、淡。清心火，利小便。用于心烦失眠，尿少涩痛，口舌生疮。

2. 含灯心草中成药——肾安片

（1）主要成分：石椒草、肾茶、甘草、白茅根、茯苓、泽泻、金银花、黄芪、淡竹叶、灯心草、白术、黄柏。

（2）功能与主治：清热解毒，利尿通淋。用于湿热蕴结所致淋证，症见小便不利，淋沥涩痛，下尿路感染见上述证候者。

（3）用法用量：饭前口服。一次1～2片（0.4g/片），一日3次。

（4）注意事项：孕妇慎用。

四、淡竹叶

1. 性味、功能与主治　性寒，味甘、淡。清热泻火，除烦止渴，利尿通淋。用于热病烦渴，小便赤涩淋痛，口舌生疮。

2. 含淡竹叶中成药——清凉防暑颗粒

（1）主要成分：白茅根、淡竹叶、牛筋草、芦根、水飞滑石、甘草。

（2）功能与主治：清热祛暑，利尿生津。用于暑热，身热，口干，溲赤和预防中暑。

（3）用法用量：开水冲服。一次1袋（10g/袋），一日1～2次。

（4）注意事项：①饮食宜清淡；②孕妇慎用；③高血压、心脏病、肝病、糖尿病、肾病等慢性疾病严重者应在医师指导下服用等。

附：涩味药

涩味药主要功效为收敛止血、固精止遗、涩肠止泻、除湿止带、敛疮生肌、敛肺定喘等收敛作用；有的涩味药还具有清热解毒、清热燥湿、镇惊安神、平肝潜阳、降气止呃、杀虫、活血疗伤、补益精血等功效。使用注意事项同"酸味药"。

一、藕节

1. 性味、功能与主治　性平，味甘、涩。收敛止血，化瘀。用于吐血，咯血，衄血，尿血，崩漏。

2. 含藕节中成药——三清片

（1）主要成分：猪苓、茯苓、泽泻、生地、枸杞子、车前子、白茅根、白术、陈皮、桑白皮、大腹皮、金银花、连翘、续断、藕节炭。

（2）功能与主治：清热利湿，凉血止血。用于下焦湿热所致急、慢性肾盂肾炎，尿路感染引起的小便不利，恶寒发热，尿频，尿急，少腹疼痛等。

（3）用法用量：口服。一次 5～8 片（0.35g/ 片），一日 3 次。

（4）注意事项：孕妇慎用。

二、莲子

1. 性味、功能与主治　性平，味甘、涩。补脾止泻，止带，益肾涩精，养心安神。用于脾虚泄泻，带下，遗精，心悸失眠。

2. 含莲子中成药——金锁固精丸

（1）主要成分：炒沙苑子、蒸芡实、莲须、煅龙骨、煅牡蛎、莲子。

（2）功能与主治：固精涩精。用于肾虚不固，遗精滑泄，神疲乏力，四肢酸软，腰痛耳鸣。

（3）用法用量：空腹用淡盐水或温开水送服。一次 15 丸（0.2g/ 丸），一日 3 次。

三、银杏叶

1. 性味、功能与主治　性平，味甘、苦、涩。活血化瘀，通络止痛，敛肺平喘，化浊降脂。用于瘀血阻络，胸痹心痛，中风偏瘫，肺虚咳喘，高脂血症。

2. 含银杏叶提取物中成药——银杏叶片

（1）主要成分：银杏叶提取物。

（2）功能与主治：活血化瘀通络。用于瘀血阻络引起的胸痹心痛、中风、半身不遂、舌强语謇；冠心病稳定型心绞痛、脑梗死见上述证候者。

（3）用法用量：口服。一次 1 片（总黄酮醇苷 19.2mg/ 片、萜类内酯 4.8mg/ 片），一日 3 次。

（4）注意事项：心力衰竭者、孕妇及过敏体质者慎用。

四、白果

1. 性味、功能与主治　性平，味甘、苦、涩。敛肺定喘，止带缩尿。用于痰多喘咳，带下白浊，遗尿尿频。

2. 含白果中成药——哮喘丸

（1）主要成分：白果仁、炒枳壳、瓜蒌、麦冬、松花粉、竹茹、橘红、知母、石膏、炒苦杏仁、诃子肉、罂粟壳、海浮石、槟榔、川贝母、前胡、乌梅肉、制麻黄、五味子、紫苏叶。

（2）功能与主治：定喘、镇咳。用于年久咳嗽，年久痰喘。

（3）用法用量：口服。一次1袋（10g/袋），一日2次。

（4）注意事项：①运动员慎用；②孕妇忌服。

五、何首乌

1. 性味、功能与主治　性温，味苦、甘、涩。解毒，消痈，截疟，润肠通便。用于疮痈，瘰疬，风疹瘙痒，久疟体虚，肠燥便秘。

2. 含何首乌中成药——首乌延寿片

（1）主要成分：制何首乌干浸膏。

（2）功能与主治：补肝肾，养精血。用于肝肾两虚，精血不足而致的头晕目眩，耳鸣健忘，头发早白，腰膝酸软。

（3）用法用量：口服。一次5片（0.23g/片），一日3次。

（4）注意事项：①忌油腻食物；②凡脾胃虚弱，呕吐泄泻，腹胀便溏、咳嗽痰多者慎用；③感冒患者不宜服用；④本品宜饭前服用；⑤肝功能不全者禁用，孕妇禁用。

六、芡实

1. 性味、功能与主治　性平，味甘、涩。益肾固精，补脾止泻，祛湿止带。用于梦遗滑精，遗尿尿频，脾虚久泻，白浊，带下。

2. 含芡实中成药——西帕依麦孜彼子口服液

（1）主要成分：桑椹、芡实、金樱子、栀子、绵萆薢。

（2）功能与主治：增强机体营养力、摄住力及排泄力，清浊利尿。用于前列腺炎和前列腺增生所致小便频数，余沥不尽，腰膝酸软，头晕目眩，寐差耳鸣，早泄梦遗等。

（3）用法用量：口服。一次1支（10ml/支），一日3次。

（4）注意事项：①有少量沉淀，不影响疗效，摇匀后服用；②治疗期间，忌酒及辛辣食物等。

思考题：

1. 乌梅、金樱子、桑椹、青果、藕节属于酸涩药，这些酸涩药使用时有哪些注意事项？

2. 孕妇为何要慎用或禁用红花、麝香等辛味药？

3. 辛、甘、酸、涩、苦、咸、淡味各有何作用？

第十四章 | 认识中药补药

凡能补充人体物质亏损或增强人体机能活动,以治疗各种虚证的药物,统称为补虚药(或补益药),俗称补药。

虚证可分为气虚、阳虚、血虚和阴虚四种,补虚药也相应分为补气药、助阳药(补阳药)、补血药和养阴药(补阴药)四类。

气虚证则用补气药,阳虚证则用补阳药,血虚证则用补血药,阴虚证则用补阴药。但人体在生命活动的过程中,气、血、阴、阳互相依存,其虚损不足也可能互相伴随。气虚和阳虚表示机体活动能力的衰退,阳虚的多兼气虚,而气虚的也常易导致阳虚;阴虚和血虚表示机体精血津液的损耗,阴虚的多兼血虚,而血虚的也常易导致阴虚。因此,补气药和助阳药,补血药和养阴药,往往相须为用。更有气血两亏,阴阳俱虚的病证,则补虚药的运用,又当根据病情,灵活掌握,采用气血两补或阴阳兼顾。

补虚药不适用于有实邪的病证,因能"闭门留寇",加重病情。但在实邪未除,正气已虚的情况下,在祛邪药中,可适当选用补虚药,以"扶正祛邪",达到战胜疾病的目的。

补虚药如使用不当,往往有害而无益。如阴虚有热而用助阳药,阳虚有寒而用补阴药,均能产生不良的后果。在服用补虚药时还应兼顾脾胃,适当配伍健脾胃药,以免妨碍消化吸收,影响疗效。

第一节 补 气 药

补气药主要用于气虚证。气虚是指机体活动能力的不足,补气药能增强机体活动的能力,特别是脾、肺二脏的功能,所以最适用于脾气虚和肺气虚的病证。脾为后天之本,生化之源,脾气虚则食欲缺乏、大便泄泻、脘腹虚胀、神倦乏力,甚至浮肿、脱肛;肺主一身之气、肺气虚则少气懒言、动作喘乏、易出虚汗。凡呈现以上症状者,都可用补气药来治疗。

补气药还可用于血虚或津亏的病证。因气能摄血又能生血,还能生津,所以在补血或生津的方剂中,常配伍补气药同用,可以加强疗效。

注意事项:服用补气药,如产生气滞,出现胸闷腹胀、食欲不振等症,可适当配伍理气药同用。

一、人参

1. 性味、功能与主治

(1)生晒参:性平,味甘、微苦。大补元气,复脉固脱,补脾益肺,生津养血,安神益智。用于体虚欲脱,肢冷脉微,脾虚食少,肺虚喘咳,津伤口渴,内热消渴,气血亏虚,久病虚羸,惊悸失眠,阳痿宫冷。

(2)红参:性温,味甘、微苦。大补元气,复脉固脱,益气摄血。

2. 含人参中成药——参附强心丸

(1)主要成分:人参、制附子、桑白皮、猪苓、葶苈子、大黄。

(2)功能与主治:益气助阳,强心利水。用于慢性心力衰竭而引起的心悸、气短、胸闷喘促、面肢浮肿等症,属于心肾阳衰者。

(3)用法用量:口服。大蜜丸一次2丸(3g/丸),水蜜丸一次5.4g(0.9g/10丸),一日2~3次。

(4)注意事项:①孕妇禁服;②宜低盐饮食。

附:西洋参,原产地为加拿大和美国。性凉,味甘、微苦。补气养阴,清热生津。用于气虚阴亏,内热,咳喘痰血,虚热烦倦,消渴,口燥咽干。

二、黄芪

1. 性味、功能与主治 性微温,味甘。补气盛阳,固表止汗,利水消肿,生津养血,行滞通痹,托毒排脓,敛疮生肌。用于气虚乏力,食少便溏,中气下陷,久泻脱肛,便血崩漏,表虚自汗,气虚水肿,内热消渴,血虚萎黄,半身不遂,痹痛麻木,痈疽难溃,久溃不敛。

2. 含黄芪中成药——玉屏风颗粒

(1)主要成分:黄芪、防风、炒白术。

(2)功能与主治:益气,固表,止汗。用于表虚不固,自汗恶风,面色㿠白,或体虚易感风邪者。

(3)用法用量:口服。一次1袋(5g/袋),一日3次。

(4)注意事项:①忌油腻食物;②本品宜饭前服用;③按照用法用量服用,小儿、孕妇、高血压患者、糖尿病患者应在医师指导下服用;④服药2周或服药期间症状未明显改善，或症状加重者，应立即停药并到医院就诊等。

3. 含黄芪中成药——黄芪精

（1）主要成分：黄芪。

（2）功能与主治：补血养气，固本止汗。用于气虚血亏，表虚自汗，四肢乏力，精神不足或久病衰弱，脾胃不壮。

（3）用法用量：口服。一次 1 支（10ml/ 支），一日 2 次，早晚服用。

（4）注意事项：①忌油腻食物；②感冒患者不宜服用；③本品宜饭前服用；④按照用法用量服用，小儿、孕妇、高血压患者应在医师指导下服用；⑤服药 2 周或服药期间症状无改善，或症状加重，或出现新的严重症状，应立即停药并去医院就诊等。

三、党参

1. 性味、功能与主治　性平，味甘。健脾益肺，养血生津。用于脾肺气虚，食少倦怠，咳嗽虚喘，气血不足，面色萎黄，气短心悸，津伤口渴，内热消渴。

2. 含党参中成药——柏子养心丸

（1）主要成分：柏子仁、党参、炙黄芪、川芎、当归、茯苓、制远志、酸枣仁、肉桂、醋五味子、半夏曲、炙甘草、朱砂。

（2）功能与主治：补气，养血，安神。用于心气虚寒，心悸易惊，失眠多梦，健忘。

（3）用法用量：口服。水蜜丸一次 6g，小蜜丸一次 9g，大蜜丸一次 1 丸（9g/ 丸），一日 2 次。

（4）注意事项：①阴虚火旺或肝阳上亢者禁用；②保持精神舒畅，劳逸适度，忌过度思虑，避免恼怒、抑郁、惊恐等不良情绪；③失眠患者睡前不宜饮用浓茶、咖啡等兴奋性饮品；④宜饭后服用；⑤本品处方中含朱砂，不可过服、久服，不可与溴化物、碘化物药物同服；⑥孕妇、小儿慎用。

四、山药

1. 性味、功能与主治　性平，味甘。补脾养胃，生津益肺，补肾涩精。用于脾虚食少，久泻不止，肺虚喘咳，肾虚遗精，带下，尿频，虚热消渴。

2. 含山药中成药——六味地黄丸、知柏地黄丸、明目地黄丸、桂附地黄丸和杞菊地黄丸（见表 14-1）

表14-1　六味地黄丸、知柏地黄丸、明目地黄丸、桂附地黄丸和杞菊地黄丸之比较

药名	主要成分	功能与主治	注意事项
六味地黄丸	熟地黄、山茱萸（制）、牡丹皮、山药、茯苓、泽泻	滋阴补肾。用于肾阴亏损，头晕耳鸣，腰膝酸软，骨蒸潮热，盗汗遗精	①忌不易消化食物；②感冒发热患者不宜服用；③有高血压、心脏病、肝病、糖尿病、肾病等慢性疾病严重者应在医师指导下服用等
知柏地黄丸	知母、黄柏、熟地黄、山茱萸（制）、牡丹皮、山药、茯苓、泽泻	滋阴降火。用于阴虚火旺，潮热盗汗，口干咽痛，遗精，小便短赤	同"六味地黄丸"
明目地黄丸	熟地黄、牡丹皮、山药、茯苓、泽泻、枸杞子、菊花、当归、白芍、蒺藜、煅石决明	滋肾、养肝、明目。用于肝肾阴虚，目涩畏光，视物模糊，迎风流泪	①忌烟、酒、辛辣刺激性食物；②感冒时不宜服用；③有高血压、心脏病、肝病、糖尿病、肾病等慢性疾病严重者应在医师指导下服用；④平时有头痛、眼胀、虹视或青光眼等症状的患者应去医院就诊；⑤眼部如有炎症或有眼底病患者应去医院就诊；⑥用药后如视力下降明显应去医院就诊
桂附地黄丸	肉桂、附子（制）、熟地黄、山茱萸（制）、牡丹皮、山药、茯苓、泽泻	温补肾阳。用于肾阳不足，腰膝酸冷，小便不利或反多，痰饮喘咳	①孕妇忌服；②不宜和外感药同时服用；③服本药时不宜同时用赤石脂或其制剂；④本品中有肉桂属温热药，不适用于具有口干舌燥、烦躁气急、便干尿黄症状的糖尿病、慢性肾炎、高血压、心脏病的患者等
杞菊地黄丸	枸杞子、菊花、熟地黄、酒萸肉、牡丹皮、山药、茯苓、泽泻	滋肾养肝。用于肝肾阴亏，眩晕耳鸣，羞明畏光，迎风流泪，视物昏花	①儿童及青年患者应去医院就诊；②脾胃虚寒、大便稀溏者慎用等

注：以上各中成药，一般服药2~4周症状无缓解，应去医院就诊。

五、太子参

1. 性味、功能与主治　性平，味甘、微苦。益气健脾，生津润肺。用于脾虚体倦，食欲不振，病后虚弱，气阴不足，自汗口渴，肺燥干咳。

2. 含太子参中成药——太子金颗粒

（1）主要成分：太子参、炒枳实、砂仁、醋制鸡内金、炒焦山楂、醋制鳖甲、制穿山甲。

（2）功能与主治：健脾和胃，消积增食。用于小儿乳食内滞所致厌食，消化不良，脘腹胀满，面色无华，形体消瘦，大便失调的辅助治疗。

（3）用法用量：开水冲服。小儿1~3岁，1/3~1袋(1g/袋)；3~6岁，1~1.5袋；6~9岁，1.5~3袋；9~12岁，3~4.5袋。一日3~4次。

（4）注意事项：①忌食生冷油腻及不易消化食物；②婴儿应在医师指导下服用；③感冒时不宜服用；④长期厌食，体弱消瘦者，以及腹胀重、腹泻次数增多者应去医院就诊；⑤服药7天症状无缓解，应去医院就诊；⑥糖尿病患儿禁服等。

六、大枣

1. 性味、功能与主治　性温，味甘。补中益气，养血安神。用于脾虚食少，乏力便溏，妇人脏躁。

2. 含大枣中成药——夜宁颗粒

（1）主要成分：合欢皮、甘草、首乌藤、大枣、女贞子、灵芝、浮小麦。

（2）功能与主治：安神，养心。用于神经衰弱，头昏失眠，血虚多梦。

（3）用法用量：开水冲服。一次1袋(20g/袋)，一日2次。

（4）注意事项：①糖尿病患者慎用；②本品宜餐后服；③服用本品1周后症状未见改善或加重者，应到医院就诊等；④外感发热患者忌服。

七、红景天

1. 性味、功能与主治　性平，味甘、苦。益气活血，通脉平喘。用于气虚血瘀，胸痹心痛，中风偏瘫，倦怠气喘。

2. 含红景天中成药——红草止鼾颗粒

（1）主要成分：红景天、土木香、牛蒡子、麻黄、半边莲、甘草。

（2）功能与主治：宣肺利咽，畅通气道。用于肺气不宣，气道阻塞所致睡眠呼吸暂停综合征。

（3）用法用量：开水冲服。一次1袋（10g/袋），一日2次；重症患者加服1袋。

（4）注意事项：①高血压、心脏病、失眠、心动过速的患者慎用；②运动员慎用；③孕妇忌服。

第二节　补　血　药

补血药，又称养血药，凡以滋补生血为主要功效，常用于治疗血虚证的药物，称为补血药。

血虚表现为面色萎黄，嘴唇及指甲苍白，头晕眼花，心悸，失眠，健忘，妇女月经量少、愆期、色淡，甚至闭经等症状。

在使用补血药时，如遇血虚与阴虚并存时，需配伍补阴药才能照顾全面，更好地发挥作用；血虚用补血药效果不显，或兼有气虚的，当配伍补气药，可以"补气生血"，增强疗效。

注意事项：补血药性多黏腻，妨碍消化，故凡湿浊中阻，脘腹胀满，食少便溏的不宜应用；脾胃虚弱的当与健胃消化药同用，以免影响食欲。

一、白芍

性味、功能与主治：性微寒，味苦、酸。养血调经，敛阴止汗，柔肝止痛，平抑肝阳。用于血虚萎黄，月经不调，自汗，盗汗，胁痛，腹痛，四肢挛痛，头痛眩晕。

二、川芎

性味、功能与主治：性温，味辛。活血行气，祛风止痛。用于胸痹心痛，胸胁刺痛，跌扑肿痛，月经不调，经闭痛经，癥瘕腹痛，头痛，风湿痹痛。

三、当归

性味、功能与主治：性温，味辛、甘。补血活血，调经止痛，润肠通便。用于血虚萎黄，眩晕心悸，月经不调，经闭痛经，虚寒腹痛，风湿痹痛，跌扑损伤，痈疽疮疡，肠燥便秘。酒当归活血通经。用于经闭痛经，风湿痹痛，跌扑损伤。

四、地黄

1. 性味、功能与主治

（1）鲜地黄：性寒，味甘、苦。清热生津，凉血，止血。用于热病伤阴，舌绛烦渴,温毒发斑,吐血,衄血,咽喉肿痛。

（2）生地黄:性寒,味甘。清热凉血,养阴生津。用于热入营血,温毒发斑,吐血衄血,热病伤津,舌绛烦渴,津伤便秘,阴虚内热,骨蒸劳热,内热消渴。

（3）熟地黄:性微温,味甘。滋阴补血,益精填髓。用于血虚萎黄,心悸怔忡,月经不调,崩漏下血,肝肾阴虚,腰膝酸软,骨蒸潮热,盗汗遗精,内热消渴,眩晕耳鸣,须发早白。

2. 含当归、川芎、熟地黄和白芍中成药——四物膏

（1）主要成分:当归、川芎、白芍和熟地黄。

（2）功能与主治:调经养血。用于血虚所致的月经量少,色淡,头晕乏力。

（3）用法用量:口服。一次 14～21g,一日 3 次。

（4）注意事项:①孕妇禁用;②糖尿病患者禁服;③忌食辛辣、生冷食物;④经行有块伴腹痛拒按或胸胁胀痛者不宜选用;⑤平素月经正常,突然出现月经过少,或经期错后,或阴道不规则出血者应去医院就诊;⑥头晕严重者应去医院就诊。

3. 含当归、川芎、熟地黄和白芍中成药——斑秃丸

（1）主要成分:地黄、熟地黄、制何首乌、当归、丹参、炒白芍、五味子、羌活、木瓜。

（2）功能与主治:滋补肝肾,养血生发。用于肝肾不足、血虚风盛所致的油风,症见毛发成片脱落,或至全部脱落,多伴有头晕失眠、目眩耳鸣、腰膝酸软;斑秃、全秃、普秃见上述证候者。

（3）用法用量:口服。水蜜丸一次 5g(1g/10 丸),大蜜丸一次 1 丸(9g/丸),一日 3 次。

（4）注意事项:①本品不适用假发斑秃(患处头皮萎缩,不见毛囊口)及脂溢性皮炎;②忌辛辣、生冷、油腻食物;③感冒发热患者不宜服用;④本品宜饭后服用;⑤高血压、心脏病、肝病、肾病等慢性疾病患者应在医师指导下服用;⑥服药 2 周症状无缓解,应去医院就诊;⑦儿童、孕妇应在医师指导下服用等;⑧糖尿病患者禁服。

五、阿胶

1. 性味、功能与主治　性平,味甘。补血滋阴,润燥,止血。用于血虚萎黄,眩晕心悸,肌痿无力,心烦不眠,虚风内动,肺燥咳嗽,劳嗽咯血,吐血尿血,便血崩漏,妊娠胎漏。

2. 含阿胶中成药——阿胶补血口服液

（1）主要成分：阿胶、熟地黄、党参、黄芪、枸杞子、白术。

（2）功能与主治：补益气血，滋阴润肺。用于气血两虚所致的久病体弱、目昏、虚劳咳嗽。

（3）用法用量：口服。一次 1 支（20ml/ 支），早晚各 1 次，或遵医嘱。

（4）注意事项：①本品为气血双补之药，咳嗽痰多，脘腹胀痛，纳食不消，腹胀便溏者不宜服用；②服本药时不宜同时服用藜芦或其制剂；③不宜和感冒类药同时服用；④高血压、糖尿病患者或正在接受其他药物治疗者应在医师指导下服用；⑤本品宜饭前服用或进食时服。

六、龙眼肉

1. 性味、功能与主治　性温，味甘。补益心脾，养血安神。用于气血不足，心悸怔忡，健忘失眠，血虚萎黄。

2. 含龙眼肉中成药——乌圆补血口服液

（1）主要成分：龙眼肉、制何首乌。

（2）功能与主治：补益心脾，益气养血。本品用于心悸怔忡，健忘失眠，头晕目眩，倦怠乏力等症。

（3）用法用量：口服。一次 1 支（10ml/ 支），一日 2～3 次。

（4）注意事项：①忌不易消化食物；②感冒发热患者不宜服用；③糖尿病、湿热症患者慎用，或在医师指导下使用。

第三节　补　阴　药

补阴药，又叫养阴药或滋阴药，适用于阴虚症。阴虚证多发生于热病后期及若干慢性疾病，最常见的阴虚有：肺阴虚见干咳少痰，咯血，虚热，口干舌燥等症；胃阴虚见舌绛，苔剥，咽干口渴，或胃中嘈杂，或呕哕，或大便燥结等症；肝阴虚见两眼干涩，昏花，眩晕，耳鸣等症；肾阴虚多见腰膝酸痛，手足心热，心烦失眠，或潮热盗汗，或遗精等症。补阴药具有补肺阴、养胃阴、益肝阴、滋肾阴等功效，适用于肺阴虚弱、胃阴耗损、肝阴亏乏、肾阴不足等病症。

与他药配伍：①热病伤阴而热邪未尽者，当与清热药同用；②阴虚内热较盛者当与清虚热药同用；③阴虚阳亢者当与潜阳药同用；④阴虚兼血虚者当与补血药同用；⑤阴虚兼气虚者当与补气药同用。

注意事项：滋阴药大多甘寒滋腻，故凡脾胃虚弱，痰湿内阻，胸闷食少，便溏腹胀等症，不宜应用。

一、百合

1. 性味、功能与主治　性寒，味甘。养阴润肺，清心安神。用于阴虚燥咳，劳嗽咳血，虚烦惊悸，失眠多梦，精神恍惚。

2. 含百合中成药——百合固金丸

（1）主要成分：百合、地黄、熟地黄、麦冬、玄参、川贝母、当归、白芍、桔梗、甘草。

（2）功能与主治：养阴润肺，化痰止咳。用于肺肾阴虚，燥咳少痰，痰中带血，咽干喉痛。

（3）用法用量：口服。一次1丸（9g/丸），一日2次。

（4）注意事项：①忌烟、酒及辛辣、生冷、油腻食物；②支气管扩张、肺脓疡、肺心病、肺结核患者出现咳嗽时应去医院就诊；③有高血压、心脏病、肝病、糖尿病、肾病等慢性疾病严重者应在医师指导下服用；④儿童、孕妇、哺乳期妇女、年老体弱者应在医师指导下服用；⑤服药期间，若患者发热体温超过38.5℃，或出现喘促气急者，或咳嗽加重、痰量明显增多者应去医院就诊。

二、龟甲

性味、功能与主治：性微寒，味咸、甘。滋阴潜阳，益肾强骨，养血补心，固精止崩。用于阴虚潮热，骨蒸盗汗，头晕目眩，虚风内动，筋骨痿软，心虚健忘，崩漏经多。

三、鳖甲

1. 性味、功能与主治　性微寒，味咸。滋阴潜阳，退热除蒸，软坚散结。用于阴虚发热，劳热骨蒸，阴虚阳亢，头晕目眩，虚风内动，手足瘛疭，经闭，癥瘕，久疟疟母。

2. 含龟甲、鳖甲中成药——龟甲养阴片

（1）主要成分：制龟甲、覆盆子、制鳖甲、盐炒车前子、煅石决明、制菟丝子、山楂、桑椹、地黄、炒山药、牡丹皮、盐炒泽泻、煅龙骨、煅牡蛎、丹参、紫贝齿、熟地黄、制何首乌、煅珍珠母、牛膝、枸杞子、制狗脊、五味子、当归、酒制女贞子、茯苓。

（2）功能与主治：养阴软坚，滋补肝肾。用于动脉硬化，阴虚腰痛，胁痛，头晕耳鸣,五心烦热,冠心病等症。

（3）用法用量：口服。一次 8～10 片（0.3g/ 片），一日 3 次。

四、铁皮石斛

1. 性味、功能与主治　性微寒,味甘。益胃生津,滋阴清热。用于热病津伤,口干烦渴,胃阴不足,食少干呕,病后虚热不退,阴虚火旺,骨蒸劳热,目暗不明,筋骨痿软。

2. 含铁皮石斛中成药——铁皮枫斗颗粒

（1）主要成分：铁皮石斛、西洋参。

（2）功能与主治：益气养阴,养胃生津。适用于气阴两虚所致的干咳,口燥咽干,两目干涩,视物模糊,五心烦热,午后潮热,大便干结,神疲乏力,腰膝酸软。

（3）用法用量：开水冲服。一次 1～2 袋（3g/ 袋），一日 2～3 次。

（4）注意事项：①忌辛辣、生冷、油腻食物；②感冒发热患者不宜服用,虚寒湿重者慎用；③本品宜饭前服用等。

五、麦冬

1. 性味、功能与主治　性微寒,味甘、微苦。养阴生津,润肺清心。用于肺燥干咳,阴虚痨嗽,喉痹咽痛,津伤口渴,内热消渴,心烦失眠,肠燥便秘。

2. 含麦冬中成药——生脉饮

（1）主要成分：红参、麦冬、五味子。

（2）功能与主治：益气复脉,养阴生津。用于气阴两亏,心悸气短,脉微自汗。

（3）用法用量：口服。一次 1 支（10ml/ 支），一日 3 次。

（4）注意事项：①忌油腻等不易消化食物；②凡脾胃虚弱,呕吐泄泻,腹胀便溏,咳嗽痰多者慎用；③感冒发热患者不宜服用；④本品宜饭前服用；⑤按照用法用量服用,小儿、孕妇、高血压患者、糖尿病患者应在医师指导下服用；⑥服药 2 周或服药期间症状无改善,或症状加重,或出现新的严重症状,应立即停药并去医院就诊等。

第四节　补 阳 药

补阳药（助阳药）主要用于阳虚证。由于肾为先天之本,肾阳为一身之元阳,对人体脏腑起着温煦生化的作用,阳虚诸证,往往与肾阳不足有十分密切的关系,本节着重介绍温补肾阳的药物。

肾阳虚表现为全身功能的衰退,主要症状是:畏寒肢冷、腰膝酸软冷痛、阳痿、早泄、白带清稀、夜尿增多、脉沉而弱、舌淡苔白等。补阳药一般具有补肾阳、益精髓、强筋骨等作用。

注意事项:助阳药性多温燥,故阴虚火旺者不宜使用。

一、鹿茸

1. 性味、功能与主治　性温,味甘、咸。壮肾阳,益精血,强筋骨,调冲任,托疮毒。用于肾阳不足,精血亏虚,阳痿滑精,宫冷不孕,羸瘦,神疲,畏寒,眩晕,耳鸣,耳聋,腰脊冷痛,筋骨痿软,崩漏带下,阴疽不敛。

2. 含鹿茸中成药——强肾片

(1)主要成分:鹿茸、山药、山茱萸、熟地黄、枸杞子、丹参、补骨脂、牡丹皮、桑椹、益母草、茯苓、泽泻、盐杜仲、人参茎叶总皂苷。

(2)功能与主治:补肾填精,益气壮阳。用于阴阳两虚所致的肾虚水肿、腰痛、遗精、阳痿、早泄、夜尿频数;慢性肾炎和久治不愈的肾盂肾炎见上述证候者。

(3)用法用量:用淡盐水或温开水送服。一次2～3片(0.63g/片),一日3次。

(4)注意事项:①忌辛辣、生冷、油腻食物;②孕妇禁用;③高血压、感冒发热患者不宜服用等。

二、冬虫夏草

性味、功能与主治:性平,味甘。补肾益肺,止血化痰。用于肾虚精亏,阳痿遗精,腰膝酸痛,久咳虚喘,劳嗽咯血。

三、蛤蚧

1. 性味、功能与主治　性平,味咸。补肺益肾,纳气定喘,助阳益精。用于肺肾不足,虚喘气促,劳嗽咳血,阳痿,遗精。

2. 含冬虫夏草、蛤蚧中成药——虫草清肺胶囊

(1)主要成分:冬虫夏草、沙棘膏、蛤蚧、南五味子、百部、白及、百合、枇杷叶、甘草、牡蛎。

(2)功能与主治:润肺补气,清肺化痰,止咳平喘。用于气阴两虚,痰热阻肺所致的咳嗽痰多、气喘胸闷;慢性支气管炎见上述证候者。

(3)用法用量:口服。一次2～3粒(0.3g/粒),一日3次。

（4）注意事项：①忌烟酒及辛辣、生冷、油腻食物；②有支气管扩张、肺脓疡、肺心病、肺结核患者出现咳嗽时应去医院就诊；③儿童、年老体弱者应在医师指导下服用；④服药3天症状无缓解，应去医院就诊等；⑤孕妇禁服。

四、菟丝子

1. 性味、功能与主治　性平，味辛、甘。补益肝肾，固精缩尿，安胎，明目，止泻；外用消风祛斑。用于肝肾不足，腰膝酸软，阳痿遗精，遗尿尿频，肾虚胎漏，胎动不安，目昏耳鸣，脾肾虚泻；外治白癜风。

2. 含菟丝子中成药——益肾兴阳胶囊

（1）主要成分：人参、鹿茸、菟丝子、淫羊藿干膏粉、蚕蛾（去足翅）、黄芪、酒炙肉苁蓉、酒炙驴肾、酒炙狗肾。

（2）功能与主治：补肾益气，壮阳固精。用于肾阳亏气虚引起的腰酸腿软、精神疲倦、头晕耳鸣、失眠健忘、阳痿、遗精早泄。

（3）用法用量：黄酒或淡盐水或温开水送服。一次6粒（0.4g/粒），一日2次。

（4）注意事项：①忌辛辣食物；②感冒患者不宜服用；③高血压、糖尿病患者应在医师指导下服用；④按照用法用量服用，长期连续服用应向医师或药师咨询；⑤本品宜饭前服用；⑥孕妇及小儿禁用，凡是实热或湿热者忌服；⑦用本品同时不宜服用藜芦、五灵脂、皂荚或其制剂，不宜饮茶和食萝卜，以免影响药效。

思考题：

1. 中药补药包括哪几类？能否互为代替使用？
2. 熬夜致阴虚火旺者能否服用鹿茸？为什么？

第十五章 | 中药应用常识

第一节 中药煎药

一、煎药前处理

一般药材煎煮之前应先用30℃左右的常温水浸泡30～60分钟,具体方法为先加适量水使药材湿润,再加水浸泡药材,水面超过药面约2cm为宜。

二、煎药次数、时间及药量

1. 煎药次数 一般情况下药材煎煮2次,质地厚重药和滋补药可煎煮3次。一次煎出率约是30%,二次煎出率是40%～50%,因药材不同而异。

2. 煎药时间 第一次用武火煮沸后改文火煎煮20～30分钟,第二次用武火煎沸后改文火煎15～20分钟。

3. 煎药药量 成人每剂一般煎药药量为400～600ml;儿童用药量因年龄而异,通常5岁以上为成人的一半量,5岁以下为成人的四分之一量或酌情减量。治疗热性病的煎药药量要适当多些。

三、特殊中药煎煮时间

1. 解表药或芳香性药 第一煎10～15分钟,第二煎约10分钟,久煎则药性下降。

2. 滋补药 第一煎30～40分钟,第二煎25～30分钟,目的是使有效成分更多从药材中释放到药汁中。

3. 毒性药 应慢火久煎以减低或消除其毒性,如附子、生半夏等。

四、特殊药煎煮方法

1. 后下(或后放) 即待其他药煎好后,停止煎煮前5分钟左右放入同煎。这类药多芳香,含有挥发油,若久煎可随水蒸气蒸发而降低疗效,如薄荷、肉桂等;有的久煎后药效降低,如大黄久煎泻下作用减弱。

2. 先煎 需单独先煎 15~30 分钟后,再将其他药物放入同煎,包括一些矿物类药材(如磁石、石膏等)、动物贝壳和坚硬物(如龟板、石决明等),部分有毒中药(如乌头、附子等)也须先煎去毒。

3. 包煎 凡粉末状、毛茸多、细小的种子,煎后成糊状的药物,宜用纱布将药包好或装入纱布袋内,再放入锅内煎煮,如滑石粉、旋覆花、车前子、蒲黄等。

4. 另煎 人参、鹿茸等,为了减少与其他药同煎时有效成分的损失,宜单独煎煮,煎汁兑入煎好的药液中同服。

5. 烊化 指对某些胶质或黏性较大且易溶的药物,先加温使其熔化,再加入已去渣的药液中微煮,或趁热搅拌使之溶解,如阿胶、鹿角胶及饴糖等。

6. 冲服 一些贵重药物、用量极少的药物不可入煎剂,宜研粉放入已煎好的药汁中搅匀后一起服用,如琥珀末、珍珠粉和田七粉等。

五、煎药用具和煎药用水

1. 煎药用具 煎药用具以砂罐、陶罐或不锈钢器皿为佳,因上述器皿化学性质稳定,不与药物中化学成分反应,不影响药效。忌用铁、铜、铝等金属器具,因为大多数药材与金属接触后,会发生化学变化,影响药物的治疗效果。

2. 煎药用水 以含矿物质及杂质少、新鲜洁净、符合饮用标准的水为好。忌用热水煎煮,直接用热水会使中药材表层的蛋白质等突然受热而糊化或凝固,妨碍中药材内部其他有效成分的浸出。

第二节 中 药 服 用

一、一般服用方法

一般服用方法是将第一煎、第二煎所得药汁分服,即上午服用第一煎药汁,下午或晚上服用第二煎药汁。需要注意的是第一煎药汁有效成分浓度与第二煎不同,因此,建议将第一煎和第二煎药汁合并后分两次服用;也有将第一煎和第二煎药汁合并后顿服的情况。

二、特殊中药服用方法

有些中药服药时间有特殊要求,如:

1. 滋补药 宜饭前服,有利于有效成分与小肠充分接触而增加吸收,提高疗效。

2. 驱虫药　宜空腹服用,目的是空腹情况下驱虫药可充分与虫体接触,提高驱虫效果。

3. 安眠药　宜睡前服用,以提高夜间睡眠效果;若白天服用安眠药,则可能影响白天的生活、学习或工作。

4. 祛寒药　宜热服,以提高驱寒效果。

5. 清热药　宜冷服,以提高清热效果。

6. 急病药　则不拘时间迅速煎服。

第三节　中药配伍禁忌

禁忌在用药配伍时十分重要,它能起到预防医疗事故发生的作用。常见的配伍禁忌包括十八反、十九畏等。

一、十八反

"十八反"歌诀属于本草药性歌赋中专门描述禁忌内容的一类,是与本草药性类歌赋同时出现并发展起来的。毫无疑问,"十八反"歌诀在历史长河中对预防药害起到了十分重要的作用。

"十八反"歌诀

本草明言十八反,半蒌贝蔹及攻乌,

藻戟遂芫俱战草,诸参辛芍叛藜芦。

即,半夏、瓜蒌、瓜蒌皮、瓜蒌籽、天花粉、浙贝母、川贝母、伊贝母、湖北贝母、白蔹、白及反乌头(包括川乌、草乌、附子);海藻、京大戟、红大戟、甘遂、芫花反甘草;人参、人参叶、西洋参、丹参、玄参、北沙参、南沙参、苦参、细辛、白芍、赤芍反藜芦。

中药十八反是中药基础理论内容之一。然而,历代本草医籍记载的十八反中药数量各不相同,因此,十八反仅为中药配伍禁忌的指代词。

二、十九畏

"十九畏"歌诀作为中药配伍禁忌之一,在维护健康、减少药害方面也起到了重要作用。

"十九畏"歌诀

硫黄原是火中精，朴硝一见便相争，

水银莫与砒霜见，狼毒最怕密陀僧，

巴豆性烈最为上，偏与牵牛不顺情，

丁香莫与郁金见，牙硝难合京三棱，

川乌草乌不顺犀，人参最怕五灵脂，

官桂善能调冷气，若逢石脂便相欺。

大凡修合看顺逆，炮爁炙煿莫相依。

即，硫黄畏朴硝，水银畏砒霜，狼毒畏密陀僧，巴豆畏牵牛子，丁香畏郁金，牙硝畏京三棱，川乌、草乌畏犀角，人参畏五灵脂，官桂畏赤石脂。

在实际应用中，仍然存在十八反、十九畏药对的配伍应用。其中，《中国药典》（2020年版）一部收载含十八反药对的成方制剂共8个品种，以川乌/草乌-白及/白蔹居多；收载含十九畏药对的成方制剂共9个品种，以丁香-郁金、肉桂-赤石脂居多。

第四节　妊娠用药禁忌

某些药物具有损害胎元以致堕胎的副作用，故应作为妊娠禁忌的药物。根据药物对于胎元损害程度的不同，一般可分为慎用与禁用二类。

1. 慎用　慎用的中药包括通经祛瘀、行气破滞，以及辛热等药物，如桃仁、红花、大黄、枳实、附子、干姜、肉桂等。

慎用的药物，则可根据孕妇患病的情况，酌情使用。但没有特殊必要时，应尽量避免，以防发生意外。

2. 禁用　禁用的中药大多是毒性较强，或药性猛烈的药物，如巴豆、牵牛子、大戟、斑蝥、商陆、麝香、三棱、莪术、水蛭、虻虫等。

凡禁用的药物，绝对不能使用。

妊娠服药禁歌

蚖斑水蛭及虻虫，乌头附子配天雄，

野葛水银并巴豆，牛膝薏苡与蜈蚣，

三棱芫花代赭麝，大戟蝉蜕黄雌雄，

牙硝芒硝牡丹桂，槐花牵牛皂角同，

半夏南星与通草，瞿麦干姜桃仁通，

硇砂干漆蟹爪甲，地胆茅根都失中。

"妊娠服药禁歌"大致包括两种情况:一是毒性较强或药性猛烈的药物在妊娠期应当禁用,如芫青科昆虫类药物(斑蝥、芫青和地胆等)、天雄(现已取消,不作药用)、乌头、附子、野葛(即钩吻)、水银、三棱、巴豆、牵牛子、芫花、大戟、硇砂、麝香、水蛭、虻虫、蜈蚣、雄黄、雌黄、干漆、蟹爪甲(现罕见使用);二是具有祛瘀通经,行气破滞,辛热滑利等功效的药物应当慎用,如桃仁、干姜、肉桂、白茅根、木通、瞿麦、通草、薏苡仁、赭石、芒硝、牙硝、朴硝、牡丹皮、牛膝、生半夏、皂角、生南星、槐花、蝉蜕。

此外,未编入"妊娠服药禁歌"的红砒、白砒、商陆、莪术等,在妊娠期亦当禁用;红花、大黄、枳实、冬葵子等,在妊娠期亦当慎用。身体虚弱者,有习惯性流产史者,或有先兆流产者,凡属妊娠禁忌药,不论禁用还是慎用之品,均不宜使用。

第五节 饮 食 禁 忌

饮食禁忌简称食忌,也就是通常所说的忌口。在古代文献上有常山忌葱,地黄、何首乌忌葱、蒜、萝卜,薄荷忌鳖肉;茯苓忌醋,鳖甲忌苋菜,以及蜜反生葱等记载,说明服用某些药时不可同吃某些食物。另外,由于疾病的关系,在服药期间,凡属生冷、黏腻、腥臭等不易消化及有特殊刺激性的食物,都应根据需要予以避免。部分忌口如下:

1. 服用治感冒的中药　禁食生冷、酸涩之物,因酸涩食物具有收敛作用,不利于病邪去除。

2. 服用理气消食药　禁食豆类、红薯,因这些食物易产气而引起腹胀;禁食油炸黏腻食物,因这些食物会减弱消食药之功效。

3. 服用清内热泻火药　不宜食辛辣、油腻食物,因这些食物助热,不利于清热;另常头晕、失眠、性情急躁者,也忌食辣椒、胡椒、酒等。

4. 服用止咳平喘药　禁食鱼虾类,因这些食物代谢成组胺而易引起过敏反应,对胃黏膜也有刺激作用。

5. 服用温中散寒止泻药　禁食生冷瓜果、清凉饮料等,因这些食物对抗温热药作用。

6. 胃肠道疾病(如肠炎、痢疾等)　禁食荤腥、生冷黏硬食物,因这些食物有滑肠利便作用。

7. 服滋补药(如人参、党参等)　应忌食萝卜、浓茶,因萝卜有分解药物有效成分、降低药效的作用,茶叶中含有鞣质和咖啡因等成分可与药物中的某些成分发生化学反应,产生沉淀致使药效降低。

8. 服用治疗皮肤病(如皮肤瘙痒)药 不宜食用鱼虾蟹类等水产品,也不宜吃猪头、牛羊肉、鸡肉及韭菜、大蒜等,因此类食物易引起过敏反应等而加重病情。

9. 高热患者 应忌油,因油在体内生热,可能影响药物退热作用。

第六节 常见中成药应用

一、治疗风热感冒中成药

风热感冒表现为发热重,微恶风,有汗,口渴,鼻流浊涕,咽喉红肿热痛,咳吐黄痰。服用治疗风热感冒中成药时应注意:①忌烟酒、辛辣、鱼腥食物;②不宜在服药期间同时服用滋补性中药;③糖尿病患者及有高血压、心脏病、肝病、肾病等慢性疾病严重者应在医师指导下服用;④风寒感冒者不适用等。

1. 双黄连口服液

(1)主要成分:金银花、黄芩、连翘。

(2)功能与主治:疏风解表,清热解毒。用于外感风热所致的感冒,症见发热、咳嗽、咽痛。

(3)用法用量:口服。一次20ml,一日3次;小儿酌减或遵医嘱。

2. 抗病毒口服液

(1)主要成分:板蓝根、石膏、芦荟、生地黄、郁金、知母、石菖蒲、广藿香、连翘。

(2)功能与主治:清热祛湿,凉血解毒。用于风热感冒,流行性感冒。

(3)用法用量:口服。一次10ml,一日2~3次(早饭前和午饭后、晚饭后各服一次);小儿酌减。

3. 复方板蓝根颗粒

(1)主要成分:板蓝根、大青叶。

(2)功能与主治:清热解毒,凉血。用于风热感冒,咽喉肿痛。

(3)用法用量:口服。一次1袋(15g/袋),一日3次。

4. 桑菊感冒片

(1)主要成分:桑叶、菊花、连翘、苦杏仁、桔梗、芦根、薄荷素油、甘草。

(2)功能与主治:疏风清热,宣肺止咳。用于风热感冒初起,头痛,咳嗽,口干,咽痛。

（3）用法用量：口服。一次 4～8 片（0.52g/ 片），一日 2～3 次。

5. 银翘解毒片

（1）主要成分：金银花、连翘、薄荷、荆芥、淡豆豉、炒牛蒡子、桔梗、淡竹叶、甘草。

（2）功能与主治：疏风解表，清热解毒。用于风热感冒，症见发热头痛、咳嗽口干、咽喉疼痛。

（3）用法用量：口服。一次 4 片（薄膜衣片，0.52g/ 片），一日 2～3 次。

二、治疗风寒感冒中成药

风寒感冒表现为恶寒重，发热轻，无汗，头痛，鼻塞，流清涕，喉痒咳嗽。服用治疗风寒感冒中成药时应注意：①忌烟、酒及辛辣、生冷、油腻食物；②不宜在服药期间同时服用滋补性中药；③风热感冒者不适用；④糖尿病患者及有高血压、心脏病、肝病、肾病等慢性疾病严重者、孕妇或正在接受其他治疗的患者，均应在医师指导下服用；⑤运动员慎用含麻黄的中成药等。

1. 风寒感冒颗粒

（1）主要成分：麻黄、葛根、桂枝、防风、紫苏叶、白芷、桔梗、苦杏仁、陈皮、干姜、甘草。

（2）功能与主治：解表发汗，疏风散寒。用于风寒感冒，发热，头痛，恶寒，无汗，咳嗽，鼻塞，流清涕。

（3）用法用量：口服。一次 1 袋（8g/ 袋），一日 3 次。

2. 通宣理肺丸

（1）主要成分：紫苏叶、前胡、桔梗、苦杏仁、麻黄、甘草、陈皮、制半夏、茯苓、麸炒枳壳、黄芩。

（2）功能与主治：解表散寒，宣肺止嗽。用于风寒束表、肺气不宣所致的感冒咳嗽，症见发热、恶寒、咳嗽、鼻塞、流涕、头痛、无汗、肢体酸痛。

（3）用法用量：口服。水蜜丸一次 7g（每 100 丸重 10g），大蜜丸（每丸重 6g）一次 2 丸，一日 2～3 次。

3. 感冒清热颗粒

（1）主要成分：荆芥穗、薄荷、防风、柴胡、紫苏叶、葛根、桔梗、苦杏仁、白芷、苦地丁、芦根。

（2）功能与主治：疏风散寒，解表清热。用于风寒感冒，头痛发热，恶寒身痛，鼻流清涕，咳嗽咽干。

（3）用法用量：口服。一次 1 袋（6g/ 袋，无蔗糖），一日 2 次。

4. 四季感冒片

(1)主要成分：桔梗、紫苏叶、陈皮、荆芥、大青叶、连翘、炙甘草、炒香附、防风。

(2)功能与主治：清热解表。用于四季风寒感冒引起的发热头痛、鼻流清涕、咳嗽口干、咽喉疼痛、恶心厌食。

(3)用法用量：口服。一次 3～5 片（0.35g/片），一日 3 次，或遵医嘱。

5. 荆防颗粒

(1)主要成分：荆芥、防风、羌活、独活、柴胡、前胡、川芎、枳壳、茯苓、桔梗、甘草。

(2)功能与主治：发汗解表，散风祛湿。用于风寒感冒，头痛身痛，恶寒无汗，鼻塞清涕，咳嗽白痰。

(3)用法用量：口服。一次 1 袋（15g/袋），一日 3 次。

三、止咳化痰平喘中成药

止咳化痰平喘中成药种类众多、成分复杂，在购买和使用时应注意：①部分止咳化痰平喘中成药含有罂粟壳而不宜久用，儿童、孕妇及哺乳期妇女禁用，如消炎止咳片、止咳宝片、克咳胶囊（片）、强力枇杷露、咳速停糖浆和枇杷止咳颗粒等。②部分止咳、化痰和平喘中成药含有化学药成分，如复方气管炎片（含异丙嗪、SMZ、TMP）、海珠喘息定片（含氯丙那林、去氯羟嗪）、止咳宝片（含氯化铵）、咳特灵胶囊或片（含氯苯那敏）等，其中复方气管炎片、海珠喘息定片、咳特灵胶囊或片剂因含有抗组胺成分，故可能有嗜睡等不良反应。③应对症用药：咳速停糖浆和咳特灵胶囊等可用于气喘患者；复方鲜竹沥液和牛黄蛇胆川贝液等可用于咳黄痰患者；桔贝合剂可用于痰液黏稠患者；止咳宝片可用于痰多清稀患者；牛黄蛇胆川贝液和川贝枇杷糖浆可用于咯痰不爽患者。④其中糖浆等液体制剂的辅料多为蔗糖等，糖尿病患者选用时应注意。

1. 咳速停糖浆

(1)主要成分：吉祥草、黄精、百尾参、桔梗、虎耳草、枇杷叶、麻黄、桑白皮、罂粟壳。

(2)功能与主治：补气养阴，润肺止咳，益胃生津。用于感冒及慢性支气管炎引起的咳嗽，咽干，咯痰，气喘。

(3)用法用量：口服。每次 10～20ml，一日 3 次。

2. 咳特灵胶囊

(1)主要成分：小叶榕干浸膏、马来酸氯苯那敏。

（2）功能与主治：镇咳平喘，消炎祛痰。用于咳喘及慢性支气管炎。

（3）用法用量：口服。一次1粒，一日3次。

3．复方鲜竹沥液

（1）主要成分：鲜竹沥、鱼腥草、生半夏、生姜、枇杷叶、桔梗、薄荷素油。

（2）功能与主治：清热化痰，止咳。用于痰热咳嗽，痰黄黏稠。

（3）用法用量：口服。一次20ml，一日2～3次。

4．牛黄蛇胆川贝液

（1）主要成分：人工牛黄、川贝母、蛇胆汁、薄荷脑。

（2）功能与主治：清热，化痰，止咳。用于热痰、燥痰咳嗽，症见咳嗽、痰黄或干咳、咯痰不爽。

（3）用法用量：口服。一次10ml，一日3次；小儿酌减或遵医嘱。

5．桔贝合剂

（1）主要成分：桔梗、浙贝母、苦杏仁、麦冬、黄芩、枇杷叶、甘草。

（2）功能与主治：润肺止咳。用于肺热咳嗽，痰稠色黄，咯痰不爽。

（3）用法用量：口服。每次10～15ml，一日3次。

6．止咳宝片

（1）主要成分：紫菀、橘红、桔梗、枳壳、百部、五味子、陈皮、干姜、荆芥、罂粟壳浸膏、甘草、氯化铵、前胡、薄荷素油。

（2）功能与主治：宣肺祛痰，止咳平喘。用于外感风寒所致的咳嗽、痰多清稀、咳甚而喘；慢性支气管炎、上呼吸道感染见上述证候者。

（3）用法用量：口服。一次2片，一日3次；或遵医嘱。7日为一疗程，可以连续服用3～5个疗程。

思考题：

1. 煎煮好的祛寒药和清热药分别是宜凉服还是宜热服？为什么？

2. 烹饪时香料如香葱等应起锅时加入，煎煮药物时薄荷等芳香药物也应后下，为什么？

3. 中草药煎煮前为何要浸泡？

4. 风热感冒和风寒感冒如何区别？

主要参考文献

[1] 常卫红,韩培,曹连之.中国新药研发与注册管理 30 年回顾与展望(一)——生物制品注册管理法规回顾与思考.中国新药杂志,2010,19(23):2127-2131.

[2] 陈建君.糖尿病合理用药知识.世界最新医学信息文摘,2019,19(83):55.

[3] 陈晓菏,黄淑文.药物滥用及药物社会医学.中国社会医学,1990(03):26-30.

[4] 陈兴素.亮出"运动员慎用"标识.大众健康,2008(7):46.

[5] 陈震宏.试论咸味药的软坚作用.上海中医药杂志,2013,47(12):65.

[6] 崔恒菁.孕妇用中药也要分等级.医药前沿,2014(35):73.

[7] 丁健慧,龚坚,陈秋坚.环境因素对Ⅰ型慢性鼻-鼻窦炎药物治疗效果的影响.现代医院,2012,12(6):58-60.

[8] 丁亚缓.氯霉素眼药水的新用途.药学实践杂志,1992(04):62.

[9] 段小莉.浅谈中药煎煮法对汤剂疗效的影响.内蒙古中医药,2015,34(06):77.

[10] 付利.重视特殊人群用药安全.中外医疗,2011,30(9):179.

[11] 高敬茹,李红艳,于丽丽,等.浅谈《药品说明书和标签管理规定》.黑龙江科技信息,2012,8(04):52.

[12] 高载强,胡玉萍.抗高血压药临床联合用药的特点和合理性.临床医学研究与实践,2018,3(19):102-103.

[13] 郭薇,孙凤军,邱学文,等.尿路感染及其治疗药物的研究进展.中国药房,2017,28(17):2441-2444.

[14] 韩剑树.抗心绞痛药在心绞痛发作时的临床应用.中国现代药物应用,2013,7(19):158-159.

[15] 韩莹,刘宏伟.口角炎患者念珠菌的检出及其影响因素的探讨.实用口腔医学杂志,2012,28(06):748-752.

[16] 何秋霞.镇咳药的临床应用评价.海峡药学,2012,24(05):224-225.

[17] 何文芳,王铁刚.中药合理用药的四大要素.医学信息(上旬刊),2010,23(12):4879.

[18] 胡红霞,樊黎旦.氨基糖苷类抗生素的后遗效应.家庭心理医生,2014,10(10):155.

[19] 胡志强. 解热镇痛药滥用的现状分析. 科技创新导报, 2012(01): 243.

[20] 黄杰. 止咳药为何不止咳. 上海中医药报, 2020-03-20(004).

[21] 嘉医. 6大靠谱的补钙食物. 工友, 2015(05): 60.

[22] 姜亚昌. 麻醉性镇痛药滥用的处理. 中国社区医师(医学专业半月刊), 2009, 11(06): 13-14.

[23] 金蕴, 吴赛伟, 高兴旺, 等. 中成药中处方药和非处方药"双跨"品种的风险与管理探讨. 中国中药杂志, 2015, 40(11): 2249-2251.

[24] 荆秀峰. 中药汤剂煎药的原则及注意事项. 中国城乡企业卫生, 2009(05): 105-106.

[25] 孔旭, 谢明, 周光. 浅析连锁药店中成药药学服务. 中国市场, 2018(10): 119-121.

[26] 李刚. 夏季如何使用清热解毒药. 药物与人, 2011, 24(8): 27.

[27] 李金凤. 常见与乙醇发生双硫仑样反应的抗菌药物及双硫仑样反应防治建议. 世界最新医学信息文摘, 2019, 19(36): 130-131.

[28] 李宁, 李玲玲, 李春晓, 等. 中药十八反和十九畏的历史沿革与临床应用情况探析. 中国药房, 2019, 30(04): 513-517.

[29] 李倩, 高海荣, 郭九峰. 甘草主要化学成分及药效活性与环境关系研究进展. 黑龙江农业科学, 2019(09): 150-154.

[30] 李秋, 王珊. 药物剂型及给药途径的临床合理应用性分析. 中国医院药学杂志, 2011, 31(18): 1547-1548.

[31] 李瑞泽, 武云霞. 口腔溃疡致病因素研究进展. 山西医药杂志, 2016, 45(08): 907-909.

[32] 李溪江, 刘国良. 1型糖尿病的治疗策略及临床操作. 实用糖尿病杂志, 2015, 11(05): 12-13.

[33] 李兴华. 功能性便秘的临床药物治疗进展. 中国医药指南, 2013, 11(06): 54-56.

[34] 李中东. 躲过中药滥用这个重灾区. 家庭健康, 2012(10): 13.

[35] 梁高山, 吴文博. 论中药的定义与特征. 陕西中医, 2008, 29(7): 851-853.

[36] 梁秀敏, 张玉梅, 张书宁. 常用药物剂型选择与临床合理应用. 中国煤炭工业医学杂志, 1998(01): 54.

[37] 林丽娟, 李淑萍. "人参滥用综合征"浅析. 中国中医药现代远程教育, 2009, 7(10): 223-224.

[38] 刘魁英. 中药滥用现象的成因分析. 中国医药科学, 2011, 1(06): 54, 56.

[39] 刘青松. 锌的生理功能与临床疾病的关系. 职业与健康, 2006, 22(21): 1836-1837.

[40] 刘庆元. 2型糖尿病患者抗糖尿病药物治疗与血糖控制状况分析. 临床合理用药杂志, 2020, 13(10): 61-62.

[41] 刘元福. 维生素E和A相互关系的临床研究. 国外医学. 临床生物化学与检验学分

册, 1980(01): 54-55.

[42] 柳吉玲. 浅述苦味药的应用. 中国中医药现代远程教育, 2013, 11(21): 111.

[43] 马建能. 中药和西药概念之内涵试探. 中国社区医师(医学专业), 2011, 13(28): 20-21.

[44] 孟建秋, 张菁. 浅谈合理用药的四大要素. 健康教育与健康促进, 2006(02): 54-56.

[45] 彭红. 合理使用苦味中药的体会. 现代医药卫生, 2001, 17(11): 919.

[46] 任军. 准孕妇及孕妇使用中药的禁忌. 求医问药(下半月), 2013(03): 273-275.

[47] 任雁. 氯霉素眼药水对治疗导尿后尿路感染的新疗效. 临床医药文献电子杂志, 2017, 4(30): 5900.

[48] 邵明立. 建立有中国特色的处方药与非处方药分类管理制度. 中国药学杂志, 1997(11): 21-24.

[49] 石力夫. 解热镇痛药的特点与应用. 药学服务与研究, 2015, 15(03): 241-242.

[50] 孙定人, 张石革. 咳嗽与镇咳药. 中国药房, 2001, 12(02): 126-127.

[51] 孙兰芳, 于玉伟. 前列腺素的生物活性和药理作用. 佳木斯医学院学报, 1990(01): 68-71.

[52] 孙颖. 中西医结合治疗慢性唇炎 35 例疗效观察. 哈尔滨医药, 2008(04): 52.

[53] 唐丽, 王朝勇, 龙华, 等. 环境因子对铁皮石斛生长发育及药效成分含量的影响. 中药材, 2019, 42(02): 251-255.

[54] 唐欣. 糖尿病药物治疗研究进展. 现代医药卫生, 2018, 34(15): 2346-2349.

[55] 王爱国. 酒精与药物作用致双硫仑样反应 22 例分析. 世界最新医学信息文摘, 2016, 16(65): 168.

[56] 王典. 红霉素眼膏的临床应用研究进展. 中国合理用药探索, 2019, 16(08): 172-175.

[57] 王莉. 老慢支慎用镇咳药. 中国误诊学杂志, 2004(12): 1976.

[58] 王萍, 潘利. 煎服中草药的注意事项. 内蒙古中医药, 2012, 31(18): 35.

[59] 王强. 论科学选择补钙药. 内蒙古中医药, 2013, 32(36): 79.

[60] 王儒. 糖尿病防治新理念——解读《中国 2 型糖尿病防治指南(2017 版)》. 江苏卫生保健, 2018(09): 14-16.

[61] 王新. 用好止咳祛痰药. 家庭医生报, 2020-02-03(006).

[62] 王彦. 略谈中药滥用的危害性. 新疆中医药, 2009, 27(06): 45-46.

[63] 王瑜. 注意饮食对药效的影响. 中国医药报, 2014-12-26(002).

[64] 王昭富. 糖尿病药物治疗研究进展. 中外医学研究, 2018, 16(23): 186-188.

[65] 夏东胜, 李馨龄, 程刚, 等. 我国处方药与非处方药转换的现状及展望. 中国药学杂志, 2005(17): 1357-1359.

[66] 肖绪华. 谈中药"甘味"与"和中"作用. 中国实用医药, 2012(05): 227.

[67] 小高. 保健药品走开 保健食品前景看好. 食品科技, 2000（6）: 74.

[68] 辛瑞芬. 炒三仙与焦三仙在消食健胃方面的不同作用. 山东中医杂志, 1994（11）: 508-509.

[69] 徐子跃. 抗高血压药的用药指南. 北方药学, 2019, 16（02）: 195-196.

[70] 许朝晖, 耿岚岚, 杨敏, 等. 磷酸铝凝胶联合葡萄糖酸锌片治疗婴幼儿急性非细菌性腹泻的临床疗效. 临床合理用药杂志, 2016, 9（03）: 29-31.

[71] 许国政. 科学界定"药品"概念. 中国医药报, 2014-03-18（004）.

[72] 许金香. 非甾体抗炎药的不良反应及安全应用. 内蒙古中医药, 2014, 33（03）: 80.

[73] 闫波, 孙国祥, 孙万阳, 等. 中药寒热温凉四性研究方法与思路. 中南药学, 2016（6）: 572-580.

[74] 严翀, 严春潮. 糖尿病诊断与防治新进展. 实用糖尿病杂志, 2015, 11（01）: 57-58.

[75] 颜正华. 临床实用中药学. 北京: 人民卫生出版社, 1992.

[76] 杨凤立. 对症使用镇咳药. 今日科苑, 2008（01）: 102.

[77] 杨秀岭, 崔晓红, 王淑梅. 克拉霉素与其他药物的相互作用. 临床荟萃, 2002, 17（08）: 491-492.

[78] 杨智. 儿童咳嗽慎用镇咳药. 大众卫生报, 2012-10-11（011）.

[79] 国家食品药品监督管理局. 药品说明书和标签管理规定. 中国食品药品监管, 2006（04）: 4-5.

[80] 余学如, 余小辉, 涂小云. 甲硝唑外用制剂研究进展及临床应用. 中国药业, 2012, 21（16）: 109-110.

[81] 袁丽君, 袁林喜, 尹雪斌, 等. 硒的生理功能、摄入现状与对策研究进展. 生物技术进展, 2016, 6（06）: 396-405.

[82] 张海涛. 抗高血压药不良反应及处理对策的研究进展. 中国处方药, 2018, 16（04）: 12-13.

[83] 张敏红, 王海宝. 我国缺铁性贫血与补铁药的现状. 中国药师, 2005（12）: 1044-1046.

[84] 张念森. 非甾体抗炎药的临床应用及不良反应. 中国药物评价, 2013（01）: 37-38, 41.

[85] 张兴. 抗心绞痛药物的合理应用. 家庭医学, 2017, 11（上）: 23.

[86] 赵安琪. 症状谱之口腔溃疡. 中国药店, 2014（06）: 50-56.

[87] 赵春凤, 王艳铭. 浅谈辛味药. 中国医药指南, 2013（10）: 297-298.

[88] 赵惠琴, 王中琳. 论酸味药之敛与散. 中医药信息, 2014, 31（04）: 32-33.

[89] 赵雪华. 抗菌药物滥用的危害、原因及对策. 中国社区医师, 2014, 30（08）: 11-12.

[90] 郑永红. 对中小学生滥用精神药品的思考. 湖北公安高等专科学校学报, 1999（03）: 32-34.

[91] 郑自敏. 维生素间的药物相互作用. 中国农村医学, 1995(03): 47.

[92] 中华医学会糖尿病分会. 中国 2 型糖尿病防治指南(2017 年版). 中国实用内科杂志, 2018, 38(04): 292-344.

[93] 周桂英, 蒋保川. 青黛治疗口角炎及口唇炎. 中医杂志, 2006, 47(02): 96.

[94] 周希瑜, 凌伯勋. 抗菌药物滥用的原因、危害及对策. 岳阳职业技术学院学报, 2012, 27(06): 75-79.

[95] 朱燕飞, 楼英. 甘味药作用特点分析. 上海中医药杂志, 2011, 45(04): 18-19.

[96] 刘宝贵, 谢宁. 中药注射剂不良反应的特点及临床合理用药情况分析. 临床医学研究与实践, 2019, 4(32): 112-114.

[97] 沈奇, 董瑜. 药物不良反应概述. 现代临床医学, 2007, 33(A01): 89-90.

[98] 秦华珍. 酸味、涩味不宜相提并论. 山东中医药大学学报, 1999, 23(02): 25-26.

[99] 苏明廉, 黄淑贞. "妊娠服药禁歌"诠释. 山东中医学院学报, 1988(02): 62-64.

[100] 陈新谦, 金有豫, 汤光. 陈新谦新编药物学. 18 版. 北京: 人民卫生出版社, 2018.

[101] 贾晓杰. 布地奈德鼻喷剂在支气管哮喘合并过敏性鼻炎中的治疗效果. 中国继续医学教育, 2018, 10(8): 113-115.

[102] 国家药典委员会. 中华人民共和国药典: 一部. 2020 年版. 北京: 中国医药科技出版社, 2020.

45杉